公益组织卫生健康公益领域实践探索

我们在一起 点亮生命之光

杨庆斌 于春涛 著

中国协和医科大学出版社

北京

图书在版编目（CIP）数据

我们在一起　点亮生命之光 / 杨庆斌，于春涛著. —北京：中国协和医科大学出版社，2022.10

ISBN 978-7-5679-1843-6

Ⅰ.①我…　Ⅱ.①杨…②于…　Ⅲ.①医疗卫生服务－慈善事业－研究－中国　Ⅳ.①R199.2

中国版本图书馆CIP数据核字（2021）第191043号

我们在一起　点亮生命之光

著　　者：杨庆斌　于春涛
策　　划：于　曦
责任编辑：许进力　杨小杰
封面设计：王　辉　许晓晨
责任校对：张　麓
责任印制：张　岱

出版发行：中国协和医科大学出版社
（北京市东城区东单三条9号　邮编100730　电话010-65260431）
网　　址：www.pumcp.com
经　　销：新华书店总店北京发行所
印　　刷：三河市龙大印装有限公司

开　　本：710mm×1000mm　　1/16
印　　张：15.25
字　　数：190千字
版　　次：2022年10月第1版
印　　次：2022年10月第1次印刷
定　　价：88.00元
ISBN 978-7-5679-1843-6

（版权所有，侵权必究，如有印装质量问题，由本社发行部调换）

在一起

点亮生命之光

钟南山

致　　谢

向每一位卫生健康领域奋斗在一线的医务工作者致敬！

向每一位公益道路上贡献力量的从业者致敬！

向每一位默默付出的爱心人士致敬！

《我们在一起　点亮生命之光》是一本源自公益组织项目实践而创作的书籍。书的成稿源于我们的公益实践和思考。在此，我们诚挚地感谢每一位与我们同行的伙伴，这些年来我们一同走过，共同面对，这些点点滴滴而朴素的工作，构成了本书主体内容。我们真诚地感谢为这个行业添砖加瓦的伙伴们，并向每一位公益活动的参与者表示最崇高的敬意。（以下名单无先后顺序之分）

·感谢与我们并肩奋战多年的公益组织伙伴单位：

北京康盟慈善基金会、生命绿洲公益服务中心、中国初级卫生保健基金会、中华社会救助基金会等。

·感谢参与公益项目默默奉献的志愿者们：

陈莉华、高仁杰、黄洁、李景、帕哈丁、宋翠兰、王世明、古丽妮尕尔·艾赛提、张京香、张梅青、张颖、赵潮娅、邹微等。

·感谢参与公益，并与我们多年合作的企业伙伴：

国药控股、康德乐、麦迪卫康、三构科技、上药众协、圆心科技、众巢医学等。

·感谢多年来支持卫生健康公益事业的捐赠方企业：

阿斯利康、安斯泰来制药、艾力斯医药科技、百济神州、拜耳、北海康辰、碧迪医疗器械、博安生物技术、勃林格殷格翰、渤健生物科技、德琪医药、泛生子基因科技、复宏汉霖生物、复星凯特生物科技、复兴药业、歌礼、葛兰素史克、海思科医药集团、瀚晖制药、豪森药业、和记黄埔医药、恒瑞医药、华东医药、环生医疗管理、晖致医药、辉凌制药、辉瑞、汇宇制药、基石、吉利德、济民可信、金赛药业、金远药业制造、君实生物、凯西医药咨询、凯茵生物、柯菲平医药、昆明积大制药、礼来、利奥医药、罗氏、绿叶、美敦力、默克投资、默沙东、诺诚健华医药科技、诺和诺德、诺华制药、皮尔法伯、齐鲁制药、强生制药、日健中外制药、荣昌生物、赛诺菲、三生制药、山河药业、施贵宝制药、石药、四川美都药业、卫材药业、武田、先声药业、橡鑫生物、协和麒麟发酵、信达、雅培贸易、眼力健医药器械贸易、杨森、药明巨诺、益普生、英特药业、优时比贸易、悦康志德医药、悦翔数智、云玥医疗、再鼎医药、泽璟制药、正大天晴、众煦医药、住友制药等。

　　此外，本书的成稿，我们由衷地感谢中国协和医科大学出版社的编辑老师们的辛勤付出；诚挚地感谢BBTER设计师为本书定制的精美配图和封面设计；真诚地感谢黎小琴、杨卫、席姗姗对本书初稿提供的宝贵意见和文稿的修订；感谢与我们多年并肩奋战的公益团队伙伴，为本书的成稿默默地付出，他们是吴先飞团队、沈蓉团队、朱德龙团队、雷晓菁团队、张琪团队、张东升团队、梁婷团队、李爱君团队、黄育倩团队、欧阳万钧/刘晓鹏团队、汪琳团队、尹金花团队、杜楠团队、董姣团队等；最后，真挚地感谢吕芹团队，阳正茂团队、刘劲松团队、成吉团队、樊学鸿团队，以及李晓颖团队多年来一如既往的点滴支持。

杨庆斌　于春涛

2021年7月

自 序 一

我们在一起，相遇、相识并相知。这场偶然的邂逅，谁会想到，是源于一群人对公益事业的共同信念。也许是命运赋予我们的使命，让你我相遇，共同面对每一天、每一件事儿、每一个难忘的瞬间……人与人之间最珍贵的情谊正是如此，共同经历，彼此信任，相互依赖。我们在一起，一路同行，这些点点滴滴的回忆，让我们对未来充满了期待……

公益，让你我相识。在中国历史文化传统中，公众对于公益慈善精神实质的理解更多的是不求回报的无私奉献，而非公共利益。但是，这恰恰反映了公益慈善"利他"的内核。人性中总会存在对立矛盾的两面，理解人性让我们认识各种社会现象。我们不否认阴影的存在，但是公益却能将光明的一面扩散放大。生活的阅历让我们了解并认识了这个世界，不同的经历又让我们看到了不同的世界，而这一切都是最真实的世界。我们在深爱着的这个世界中追寻并在阳光下同行。

选择公益，也许是命运使然。十年前我们都还年轻，面对各种各样的机会，我们鼓起勇气选择了公益这条道路。2013年，我们创立了"生命绿洲患者援助公益基金"公益品牌①，有幸邀请到我们敬爱的钟南山院士担任该公益基金的管委会主任，与此同时，也非常荣幸地结识了我们团队在公益路上的领路人胡宁宁女士，这些经历都是我这辈子难忘的记

---

① 生命绿洲患者援助公益基金，是一只专注于卫生健康领域的公益基金，由中国初级卫生保健基金会和北京康盟慈善基金会于2013年8月共同发起设立，钟南山院士任该基金管委会主任。

忆。时光飞逝而过，那时的自己也许永远不会想到今天的生活已经和这份职业完全融合在一起，这样一份满怀爱心的事业，让我每次在遇到危机和困难时，都能坦然处之，行得正则走得顺。

公益行业属于朝阳的行业。这个领域资源稀缺却不妨碍其持续发展。这归因于公益本身就蕴含着发展的含义。公益的内涵和表现会伴随着社会的发展而不断进化。在中国特色社会主义新时代背景下，新经济、新科技、新金融，一片欣欣向荣，这一切源于我们对于美好生活的向往和人类福祉的追求。不同的社会发展阶段总会伴随着不同的社会痛点，公益的核心恰是直面这些痛点，并基于此设计并找到适合的解决途径。动力来源于需求，公益的出发点永远不会改变。伴随着中国的高速发展，我们看到了公益行业也在与时俱进，传统的公益模式引入了人工智能、大数据、区块链等新兴技术以提升品牌公信力。在科技现代化万物互联的未来，公益行业的发展也势必行稳致远。

公益事业是存在细分领域的。在本书中，我们主要关注于卫生健康领域的公益实践。健康是人类永恒的主题。在与生命健康息息相关的医疗卫生领域，资源的不平衡似乎永远存在。各种痛心的医患事件和医疗话题在我们的身边不胜枚举。无论是产业链上游的生命科学与研发，还是下游直面病患的临床诊疗。我们发现医药产业中的商业和公益的双重特性，让各种难点痛点似乎很难找到最优解。公共卫生政策和市场机制在宏观上扮演着积极重要的角色。医疗卫生事业应当坚持公益性原则。在具有天然公益属性的卫生领域，以公立医院为主体，非营利性的医疗资源是医疗公益性的集中性体现。在医药健康市场领域，知识密集和资金密集型的医药产业，由于其高收益、高风险吸引了大量的资本进入。这种极度的资源不平衡，使得各国医疗改革都成为一大难题。所幸的是，我国近些年在医药产业政策上的引领，通过宏观政策倒逼市场创新，让市场来解决市场的事，整个医疗产业焕然一新。与此同时，在卫生健康的微观资源分配领域，面对多样化、差异化、个性化需求，很多问题仍然亟待解决。公益组织作为社会发展的第三部门，其积极的参与对促进卫生健康事业的发展起着积极的推动作用。

公益组织是需要文化和传承的，一个优秀的公益组织需要时间来沉淀。每个组织都有自己独立的性格和特点。我们看到了伙伴单位北京康盟慈善基金会的长足发展，已经逐步发展成为卫生健康公益领域的佼佼者。也看到了生命绿洲公益服务中心的公益品牌逐渐深入人心。组织的发展离不开组织的人。初识一个公益组织，我们不应该仅仅看组织的审计报告和财报，事实上，更需要从组织的个体上去直观感受一个组织的全貌。也许这过于主观，但在冷冰冰的文字和数字背后，有温度且真实的人才构成了真实的公益组织。

应对瞬息多变且未知的环境，苦练内功是公益组织永恒的话题。公益组织行业不比商业企业，存在大量的公司间竞争关系。在公益组织间，由于同是基于追求公共利益，组织间存在大量的协同与合作。每个组织在关注自我发展和成长的同时，会形成每个组织的基本特点，比如我们常说的资助型、运作型、服务型等，而在《民政部关于鼓励实施慈善款物募用分离　充分发挥不同类型慈善组织积极作用的指导意见》中，我们看到了基金会和社会服务机构的资助合作的模式，已然成为公益项目运作的经典模型。那么，在政策指引下，多个不同的公益组织如何合作呢？

物质分子的极性使相似的物质更容易融合到一起，即我们所说的"相似相容"原理。组织间的合作同样是这个道理，只不过促成团队聚合的不是分子间的"极性"，而是团队的价值观。我们在与各个团队多年的合作中，形成了统一价值体系和行为准则。多组织合作，坚持党的领导，坚持共同利益，统一战线，统一思想，统一行动，共同成长。价值观的高度一致，促使我们形成"发展共赢、尽职勤勉、规范法治、创新务实、诚信公平，尊重他人"的价值理念，这种思想上的共同认识，促使我们在管理、运作上的高度一致，各组织共建高质量品牌，共谋长期可持续发展，共享平稳健康增长。在管理上，鼓励"竞争""效率""质量"与"创新"；在人才上，尊重价值创造、提供成长通道、鼓励开拓精神、引进和培养优秀人才；在资金上，平衡收支，沉淀积累，保值增值风险可控；在知识技术上，脚踏实地与时俱进，顺应科技发展趋势，紧跟时代发展，迭代技术与知识更新；在品牌竞争力上，专业化运作，审时度势，敢为人先，吸引合作；在内控合规上，提倡高质量、高水平、可持续、可复制，形成特色的组织过程资产；在对待合作伙伴上，以共同促进卫生与健康公益事业发展，提高生命品质，推动健康中国为共同使命，多元化共赢，坚守利益共同体，共创社会的价值。这样就形成了我们在卫生健康领域多组织多团队紧密协作的核心价值行为准则，着眼于未来也同步驱动着各个组织的独立良性发展。

在本书中，我们将使用我们自己的方式，与大家分享我们的经验和教训。我们在公益实践中摸着石头过河，经过多年的沉淀，将诸多信息碎片汇总并整理，在不断完善的过程中，整个体系框架也日渐清晰。为了便于阅读，我们经过再加工，做减法，并将经过验证且行之有效的内容分享给每一位读者。书中一些看似稀松平常且枯燥的内容，饱含着我们对于公益慈善的热情与执着。本书的很多内容，在同行公益组织的实际工作中是可复制的。我们深知对于面对生存压力的公益组织而言，一次性做对的成本最低。我们愿意将其公开分享，同时由于这些内容产生于不同的环境和背景之下，我们希望您不要失去自己的判断，也不要因此而限制了想象力。我们希望每一位读者都能保持思维的活跃和新鲜感。读书和思考可以让我们突破思维的局限，我们相信您可以从中寻得那一把关键的钥匙。

我们在公益的道路上相知。比肩同行的缘分让我们彼此之间感到无比的幸运。我们拥有一支训练有素、能打胜仗、勇于开拓、锐意进取的团队，这让我们在面对未来各种不可预见的危机时都充满了自信。团队在就有无限的可能。时间飞速而过，当上一秒钟已经变为历史，无论多么美妙的风景都将成为过去，而我们还要继续前行，保持冷静，不忘初心。有一天，我们终将离开这个世界，而在这之前，我们会坚定地走下去，认认真真地做好每一件实事，做我们该做的事，打好基础，把这些公益品牌独立持续地运作下去，相信那时我们将无比欣慰。

夜已深，一轮明月穿过透明的层云，若隐若现，月光虽寒，但心中温暖。让我们在一起，共同点亮生命之光。

杨庆斌

2021年7月

自 序 二

　　2021年4月，春天又如期而至。绿树、蓝天、和风、鸟鸣，在午后的阳光下，杨絮好似小精灵般在空中漫步，一片随和与安详。

　　时光回到一年前，2020年新型冠状病毒肺炎疫情暴发后，我们在疫情好转的第一时间快速回到工作岗位，紧急应对疫情期间被迫中断的公益项目。在此期间，一次与老杨（杨庆斌先生）的交流中，我意外地承接了原计划由他人创作的书稿任务。原本以为梳理梳理工作，顺便写个稿子应该不算难事，无外乎多花点时间而已。但盲目乐观和错误的估计，让我在接下来的工作和生活中倍感压力。加之平日里需要处理的各项事务和来自各个部门的压力，想要通过有限的时间从零开始梳理一份书稿实为不易，"坐定、静心、写书"简直是一种奢望——就这样一直持续到2020年年底，整个书稿一直迟延无果。

　　今年开春，往日紧张的工作节奏被一场突如其来的意外所打破，让我彻头彻尾地相信了这样一句话——"我们永远不知道下一秒会发生什么"。我在左腿跟腱意外断裂的五年后，右腿跟腱又意外断裂。那天我躺在床上看了一整天的天花板，脑子也"短路"了一整天。回忆起来，除了依稀记得跟腱断处隐隐作痛外，其他什么都记不起来。但是这个意外的事件，却加速了这个书稿的落地，在石膏固定的一个半月里，整个书稿的雏形也终于得以呈现。时至今日，算下来正好一整年的时间。

　　《我们在一起　点亮生命之光》是一本以我们自己的实践探索为蓝本的书籍。本书中的很多内容和思想，均源于我们对卫生健康公益领域的理解、实践与探索。在本书当中，我们使用了中国初级卫生保健基金会、北京康盟慈善基金会、生命绿洲公益服务中心等几家公益组织的业务蓝本。在理念层面上，全面梳理了杨庆斌先生开创性提出的"卫生健康公益体系模型"，并在"以患者为中心"的患者援助（PA）、患者教育（PE）、患者关怀（PC）理念基础上进行了拓展。在理论板块上，鉴于实践中的从业者经常提及的"公益性纯度"问题，在现实世界中几乎找不到任何可供参考的答案，但是，我们希望在这个"边界"问题上尽己所能。因此，结合工作实践，本书也探索性地提出了"公益性纯度"的估算模型。与此同时，在专业性和实践层面，我们对工作中更具有实战性的项目管理模型和部分项目案例进行了全面的分享，这些内容本来就源自于公益，我们希望它能重新回归到公益之中，供同行从业者参考。除此之外，在管理和技术层面上，我们对工作中所形成的具有公益组织特色的内控体系做了详尽的分解，这部分内容源于我们多年的工作总结，我们希望这些内容能够给大家带来一种方法和思考，而非局限于借鉴和参考。本书的最后，我们还罗列了卫生健康公益领域中比较有价值的法规政策。值得一提的是，这些政策内容并非单纯为了本书稿而刻意收集，而是直接引自于我们自己搭建的WIKI知识库平台的法规板块。由于政策选择的主观性因素，可能有些政策并未收录，望各位读者理解。

　　杨庆斌先生在卫生健康公益领域深耕多年，也是该领域的先行者，创造性地提出了很多思想和理论，并能够付诸实践。在多年共事之中，杨庆斌先生经常与我们几个组织的团队一同碰撞想法，头脑风暴，共谋发展，每一次的交流都让我受益良多。我将这些珍贵的内容和启发整理到了本书的各个章节之中，并以"我们"的视角向各位读者展开介绍。我们并不是公益理论研究方面的专家，这些年来一直致力于卫生健康公益领域的具体工作，在本书当中对我们所经历的故事进行了阐述，也整理了我们在实践中的一些思索。有些内容可能并不完善，也欢迎各位读者随时与我们交流，并提出批评和指正。

卫生健康公益领域是一个灵动的行业，这个领域的体系结构决定了这个行业的很多特性。行业天然的公益性和集中的资源构成了这个领域极具特色的博弈。当我们走进这片幽深的山谷，我们发现在一个特定时间与空间下，人与人、人与事、事与事往往只能如此，而且也本该如此。在今天医疗体系的大环境下，无论是重大疾病的医疗保障体系，还是疫情下公共卫生所面临的各种难题，都需要时间来解决，在没有更好的可替代方案之前，我们的亲身经历和所谈所想，也正是基于这个时代背景之下。我们不是评论家，也不敢妄加评论。我们只希望谨慎做事，将更多的精力投注于自身品牌的能力建设之中，与志同道合的伙伴一同构建这个行业的共同体。在卫生健康领域的公益实践探索过程中，我们也惊喜地看到我国政府在卫生政策改革上的力量。从2018年李克强总理主持召开国务院常务会议，决定对进口抗癌药实施零关税，再到2018年底的《4＋7城市药品集中采购文件》，政府发力促进医药市场改革，鼓励原研与创新，同时主导对药品价格谈判以量换价，再到进一步加快新药审评审批，推动新版药物临床试验质量管理规范等一系列政策的出台。这些高屋建瓴的政策从市场端到产业链源头，从监管与效率到高质量发展，我们笃信卫生健康领域行业未来一定是一幅美丽的画卷。而身处卫生健康公益领域的公益组织，在近二十年中已经取得了斐然的成绩，我们有理由相信，在新一轮的"多层次的医疗保障"政策之下，伴随着未来行业的发展，我们终会看到这片山谷开满漫山遍野的花朵。

如果您是机缘巧合读到本书，在本书的前两章，我们将带您走进这个世界，真实地感受那样的一群人，做着一些您可能一辈子都不会有交集的事。我们将用自己这些年真实的经历与实践，跟您分享我们的故事与收获。这些真实的感受，如果让您对某个点有所触动，说不定在另一个时空的你，可能也与我们一样，在公益组织中从事着这样一份工作。

在本书的后两章，我们将聚焦于行业内的伙伴们。这些内容是我们刻骨铭心的记忆，这些年来我们经历了组织的成立、发展、裁员、解散与重建，我们深知一个公益组织的不易，曾经我们以高负荷的工作节奏奋战在一线，曾经我们犯过无数的错误并陷入低谷……但一路走来，今天的我们变得更加坚定、从容和自信，面对前路，这些年的经验和积累让我们无所畏惧，我们将继续保持冷静，砥砺前行。

于春涛

2021年4月

目　录

这个世界需要有光，为这个世界带来温暖与希望。

北京康盟慈善基金会常务副理事长　李　涛

第一章
概　述

引 子

　　我们从来没有像今天这样，如此地爱着周围的一切。

　　在公益组织①从业多年，回忆当年为何选择这份工作时，总会令人感慨万分，这个有趣的问题背后，有一群有趣的人和一堆有趣的事儿，当然你可能还会得到一个更有趣的答案——生活所迫。

　　在公益组织中从业，实际上与在企业公司中的上班并无差异，因为这确实是一份极为普通而平凡的工作。我们不想用崇高的理想去绑架每一位读者。因为生活和工作是平淡而真实的。回首望去，我们将生命中最美好的十年时光都留给了公益组织。这个世界是开放的，你可以去你想去的任何地方，做你想做的任何事情。在公益组织中从业，不过是一种选择而已。每天，我们都要面对形形色色的人与纷纷扰扰的事，并且用心去观察和感受这个世界。当我们看到人性的其中一面，貌似看懂了这个世界，而如果我们再换一种角度，可能你又会感受到另一种真实。每个人的心底，都埋着一颗利他的种子，区别在于这个被深埋心底的利他种子是否会发芽、生根并成长。而这可能就是我们当初为什么选择公益的初心。

　　在公益组织做事情，可能你会发现这里似乎有一辈子操不完的心，做不完的事，还有我们值得花一辈子时间去思考的人生问题。好在当我们静下来的时候，我们依然可以看到那个真实的自己。"凭心做事"应该是在公益组织中最常见的一种工作状态。在现实中，公益组织并没有我们想象中的那么美好，走进组织你可能会发现，这里也许是一个缺少各

---

　　① 根据《中华人民共和国民法典》第九十二条"具备法人条件，为公益目的以捐助财产设立的基金会、社会服务机构等，经依法登记成立，取得捐助法人资格"。在本书中如无特殊说明，我们使用的"公益组织"这个名称，更多是指捐助法人。

种流程约束和系统化管理的新垦地，这意味着在这个环境中你可以做很多事情，只不过一切都可能需要从零开始。好在这个时代最不缺的就是信息和方法，只要肯下工夫，浩瀚的资源往往会让我们无所适从，散在的思考和想法也会渐渐汇集。于是我们用时间去构建组织的生态空间。我们凭着点点滴滴的小事来丈量整个行业的宽度，借思想的碰撞来拓展行业的广度，靠实践与经验以沉淀行业体系的深度。我们希望与大家一同思考并探索组织的生存与使命，组织的可持续高质量发展，组织的战略方向与结构，组织的文化与价值观、组织的管理与业务模式、组织的创新性和品牌、组织的竞争力与伙伴关系、组织的变革与人才梯队……而这些正是一个组织源源不竭的动力，引领我们驶向远方并寻找答案，在那样一片蔚蓝之中，我们会无比的欣慰。

在大健康的时代背景下，公益组织作为社会的第三部门，在面对疾病、治疗、预防等卫生与健康的话题时，往往势单力薄。如果各个组织能够基于共同的使命联合起来，或者一些大型组织在聚合了极大的资源和体量时，以公益品牌的力量去解决政府、市场无法触及的痛点，以公益组织的方式去激活、整合、影响，甚至是变革行业的发展。我们相信整个行业将会是另一番景象，而在这个过程中，需要我们脚踏实地，一步一个脚印，坚定不移地走下去，最终迈出行业的一大步。

第一节　当"医疗"遇到"公益"

2019年12月28日，第十三届全国人民代表大会常务委员会第十五次会议通过了《中华人民共和国基本医疗卫生与健康促进法》（以下简称《基本医疗卫生与健康促进法》），并于2020年6月1日起正式实施。这是我国卫生与健康领域的首部基本法，从第十届人大立法规划开始，依次经历了"初级卫生保健法""基本医疗卫生保健法""基本医疗卫生法"

的提议，最终到第十三届人大立法确立，历经四次审议，前后跨越近20年时间，可以说这不仅仅是一部卫生健康领域的基础性立法，也是一部在宏观层面上涵盖了卫生健康领域的各个方面的综合性法律。《基本医疗卫生与健康促进法》在立法的宗旨上，明确了"医疗卫生与健康事业应当坚持以人民为中心，为人民健康服务。医疗卫生事业应当坚持公益性原则"。我们看到了，以"人民"为中心的卫生健康服务和卫生健康领域所承载的社会责任，从未像今天这样，在立法上着墨如此深刻的一笔，同时，从"法"的层面上也确立了医疗卫生事业的属性和应当坚守的原则——公益性。而当医疗遇到公益，最终又会带给我们什么？卫生健康事业所坚守的公益性原则，在慈善公益领域又该怎样结合？处在卫生健康公益领域的公益组织在大健康体系下，又赋予了我们怎样的全新使命？每个医药卫生健康公益领域的从业者都充满了想象和期待。

2016年9月1日，《中华人民共和国慈善法》（以下简称《慈善法》）正式落地实施，革命性地将"大慈善"引入公益慈善领域，可以说极大丰富了慈善的内涵和空间。在卫生领域，我们看到了"恤病、助残""救助公共卫生事件等突发事件造成的损害""促进卫生事业的发展"等这些内容都构成了慈善活动的重要内容。医药卫生领域的公益活动，不再局限于狭义的对困难群体基本物质资金的帮扶上，而是扩展到了更为广阔的卫生事业的发展之上，这也使得卫生健康领域的公益活动更加丰富多样。由于不同领域、不同立法时间所限，我们看到现行的《慈善法》仅阐述了卫生领域，而并未使用"卫生与健康"的表述，但在《基本医疗卫生与健康促进法》中，将卫生和健康两大领域相结合，尊重和保护公民的健康权，"保基本、强基层、促健康"，并提出了"社会组织应当开展健康知识的宣传和普及"等。这些内容也是对《慈善法》中在"健康"领域的重要补充。此外，值得一提的是，这些年来，由于公益组织和从业者们在卫生健康领域多年的深耕实践，也使得"以基本医疗保险为主，商业健康保险、医疗救助、职工互助医疗和医疗慈善服务等为补充的、多层次的医疗保障体系"纳入了《基本医疗卫生与健康促进法》之中，这也是对一线从事卫生公益的从业者们在医疗救助和医疗慈善服务上的积极肯定。

当"医疗"遇到"公益"，他们之间的碰撞与融合，究竟会发生什么？如果我们将其比作一个有机化学反应，"医疗"＋"公益"反应生成的应该是"卫生健康公益体系"，是建立在以人民为中心的，保障人民群众身心健康，公平医疗权利，促进卫生事业发展的独有的公益体系。这个化学反应以一种特定的方式存在，反应的周期可能是数年或数十年，在复杂平稳的社会大环境中，不断地"加成""消除""重排""聚合"……并在政策更迭和社会发展的催化下，最终反应形成卫生健康公益行业的生态体系。卫生和公益领域的立法衍化，会不断加速这一化学反应的进程。医疗卫生事业坚守的公益性原则，慈善公益领域对卫生事业的促进和发展，二者的结合也必然将为我国人民群众的健康生活以双重的法律保障。公益之于医疗卫生，以爱心赋予其魂，医疗卫生之于公益，以健康固其根本。可以说，这个时代的我们是幸运的，在医疗公益的道路上，需要我们共同促进卫生健康公益事业发展，共同维护社会公众的健康权和公平权，共创、共建、共享我们的家园。

第二节　让公益"飞"一会儿

时间，放慢。我们需要停下脚步，看看公益这场旅途中的风景，这里有高山流水，大漠日落，草原皓月，也有暗礁沟渠，险崖寒风。不同领域的公益事业，因其行业的不同，呈现出不同的行业生态，互联网、卫生、教育、科研、艺术、文化……可以说各行各业都可以在其领域的后缀上加上公益二字，于是，呈现出百花争艳的公益行业。

在这其中，卫生健康公益领域又是一个特别的存在，它仿佛像水天一色的浩瀚湖水，行舟置身其中，好似没有边界，而实际又与陆地有着明确的界限，它是关系着人在自然界、社会生存所必需的水分子，与人类的生命息息相关，但湖水表面的平静，可能会让你忘记了深藏于湖中莫测的危机，有人说我不喜欢这个湖水，但你不能否认的是，江河在流向大海之前，很多会汇聚于此，积聚成如此浩瀚的湖泊，并非一朝一夕所成。甚至也有人说，这湖景不是我心中的美景，因为这湖中曾掺杂了太多的泥沙，诚然，但它就是这样的一汪湖景，无论你是否喜爱，它都以它特定的使命在这个地球上存在着。

也许这就跟每个人来到这个世上是一样的，有着自己的使命，自己的修行。你会选择冒险，会去寻找你想要找的答案，甚至可能是你的使命仅仅是为了一场偶然的相遇，而这又何妨呢？想起来，在十年前我们这个团队正是一个偶然机会与一个卫生领域的基金会相遇，现在想想这好像是一场奇遇。一个"没有门槛"的行业，仅需要你的一腔热血，便可以贡献你的力量。我们也从未想过这样的工作一做就是十年，将一生中最美好的时光都留给这个行业。从事卫生公益行业领域的从业者们，有一个共同的特点，恪尽职守，低调务实，不出风头，时时谨慎，这可能与这个领域中从业人员的专业背景有关。这种风格有时也往往给这个领域的从业者带来了"湖中行舟"的迷茫。以"患者援助"①这样一个小众的领域来看，我们看到这些年一直在低头做事的基金会同仁们，有时会因为捐药的行为不被同行们理解而反思苦恼。记得某一次和公益同行的交流中，一位来自某知名基金会从业多年的秘书长语重心长劝诫道，医疗公益是一个高风险行业，如有其他选择不建议从业，这不禁让人心中一寒，也让这个行业的从业者心生忐忑，我们是否该另谋职业？在医药行业的多年工作经历，让我们更愿意使用化学分子来表达和解释世界，因为化学是一门实验性科学，只有实践才能给出最好的答案。当公益碰撞到生命与健康，面对医疗行业资源分布的不均，应该怎样重新分配？如同上述画卷中所描述的场景，当川江河流汇入这浩瀚的湖中，我们看到了基金会捐赠收入排行榜首位的"中国癌症基金会"和公益性社会团体的榜单首位"中华慈善总会"②，药品捐赠类的项目占到很大比例。没有实践就没有发言权，只有当你切身经历这个领域，每天面对千千万万有药可医却无能为力的患者时，你才会认真审视医疗公益这个领域。

冬日里的北京龙潭湖公园风清云高，龙潭湖对面的中国医学科学院肿瘤医院，每天都会接诊来自全国的重大疾病患者。而我们是来公园看风景的，疫情下园中游客虽然戴着口罩，但我们读到的是每一位游客眼中闪烁着幸福的微光（也可能是被风吹的）。"医疗公益"是我们所从事的事业，以我们自己的方式，帮助着你不曾相识或远隔千里的患者，这会让人的内心感到无比温暖，人与人之间也正是因为这座无形的公益桥

①　患者援助：一般是指是慈善组织依据慈善的理念，运用公益的方法和原则，根据项目的标准，对符合条件的困难患者予以资助，由爱心企业自愿无偿捐赠资金和药品并提供支持。

②　根据中国慈善联合会《2018年度中国慈善捐助报告》，2018年捐赠收入过亿元的基金会名单，中国癌症基金会年度捐赠收入479877.15万元，排名第一；2018年捐赠收入过亿元的慈善会名单，中华慈善总会年度捐赠收入为1057526.90万元，排名第一。

梁而不再有距离感。也许是一通电话，一个暖心的问候，也许是一个照面，一个热心的引导，抑或新冠肺炎疫情下一线医护人员的一顿午餐，也有可能是在熙熙攘攘的门诊大厅中，优雅的钢琴声，再或者是在"患者之家"欢快音乐声中翩翩起舞的癌症病人，也会是医疗行业的临床专家将自己的宝贵临床经验传递分享给医疗资源落后的偏远乡镇……你会看到，这是我们所探讨的医疗公益，在这个领域中，每一个从业者都不是孤军奋战，每一个从业者都秉持着自己的信念和责任在公益的路上相遇相知。我们希望与大家一同分享，让公益多"飞"一会儿，通过这样的方式，停留片刻，以文字的形式描绘出一幅炫美的"水天一色"。

第三节　我们无法给出答案的话题

在医疗公益的湖中驱舟行驶，我们无法给出答案的话题太多太多。但是，我们知道自己要做什么，很多问题和答案仿佛变得不那么重要了。"不忘初心"是一个出镜率极高的词汇，但我们依然愿意使用这四个字，因为"不忘初心"实际上已经回答了我们接下来想谈的所有无法给出答案的话题。在医疗公益的行业中，我们需要的是"做事情"，一些思考似乎很重要，但也不是那么的重要。因为在医疗公益中需要我们去做有价值的事情，而非旁观和评价。

这些年来，医疗公益被打上了太多的灰色标签，我们看到的项目有切实落地实事儿，也有被迫无奈下为了生存而承接的"形式化"项目。在面对资金雄厚的跨国药厂或国内大型制药企业时，慈善组织作为弱势的一方往往失去话语权，尤其是当组织面临生存压力时，一些项目不得已而为之。但是，我们也看到过很多基金会在面对大型企业时坚定有力的说"不"的声音。这些年来，我们也曾经历过在与大型制药企业谈判桌前发生过激烈地争辩，有时甚至因为理念和出发点不同只能遗憾地终止合作，我们希望通过我们的力量能够为受益人争取更多的权益，即使我们未来要面对公益项目中的一些受益人可能说出令人心寒的话语，我们也在所不惜。在公益项目的合作中，共赢是一种最好的选择，而一旦发生分歧，面对选择时，我们希望在公益性的原则上，必须保守行业底线和生态。当我们回顾这些年的工作并重新审视这一切时，我们发现现实世界中，你想做点好事、实事，往往并不容易，这可能就是真实的世界吧，但无论如何我们不应该忘记我们出发时的使命。

面对卫生健康公益领域的各类话题，我们不想做太多的评判。这个世界上最难的便是评判对与错。因为这个世界并不是非黑即白，在编程的世界里，我们可以使用"if...else..."（要么这样，否则那样）来判断逻辑，然而真实的世界却让我们在"对与错"之间寻找答案。而这才是真实的世界，也是我们身在其中迷茫又深爱着的世界。我们无法评说一家新成立的基金会为了生存而接受了一笔"定向捐赠"的"公益"物资或开展非公益的项目，也很难说公益组织与捐赠企业争辩理念后的是非曲直，也无法给出商业与公益的理论界限……在接下来的篇章中，我们只想聊点我们在实际工作中的那些事儿，一个听起来枯燥乏味而却相对接地气的话题。我们将与大家分享这些内容，并以这样一种传统的信息传递方式——文字，来讲述一个我们无法给出答案的话题——公益组织卫生健康公益领域实践探索。

公益组织要在政府与市场的边界外，寻找社会问题，并通过创新的手段与突破性的模式解决这一问题，这是极具挑战的，也是我们的使命。

北京生命绿洲公益服务中心秘书长　张　琪

第二章

卫生健康公益活动实践探索

第一节 聚光灯下的焦点——卫生健康公益领域 的第一社会痛点

在卫生健康公益领域的重大疾病支付问题，如何让每个人都能看得上病、看得起病、看得好病，是卫生健康公益领域无法避免的难题，也是卫生健康公益领域的从业者不得不面对的社会现状，尤其是当重大疾病与高值药品的相遇，这个话题仿佛总会成为社会大众激辩的焦点。

2018年，电影《我不是药神》上映，引起了社会各界的广泛关注。天价的救命药、专利与药品研发、假药与仿制药……这一系列的话题在很长一段时间内成为席卷各大媒体的热议话题，并迅速将这一"痛点"放大，引起人们广泛的探讨。

电影，以一种贴近生活的艺术表现形式，让我们走近那个依靠高值药品续命的患者群体。药品"格列宁"（影射真实药物名称"格列卫"）作为贯穿影片始终的线索，让我们每个人记忆犹新。一种与生命健康息息相关的治病救命的特殊商品，而价格却让人望而生畏。现实中的癌症群体是否真如电影中所演？为什么原研药和仿制药会有这么大的价格差异？为什么能治病又便宜的印度药却是假药？"瑞士诺瓦制药公司们"是否也如影片中所描绘的那样"黑心"牟取暴利？救命的仿制药为何在印度生产销售是允许的？诸多的问题，在各大媒体展开了不同维度而又有深度的交流。

真实世界中我们所看到的现实往往要比艺术渲染更加真切，在生与死和救命药的话题上，基金会的同行们在同类型的救助项目中会看到的一个个鲜活家庭的故事，一些无奈凄惨的案例甚至会让我们的内心深处产生无尽的道德审判。北京新阳光慈善基金会创始人刘正琛先生在接受媒体采访时说道："他见过因为治不起慢性粒细胞白血病而选择自杀的患者，也见过留下生病的孩童一走了之的父母……"刘正琛在帮助湖南当地的病友与湖南省医保官员沟通时，听到一位病友说过这样一句话："我生病吃药这些年，房子被吃没了，家人被吃垮了，警察领导，谁家没个病人，你能保证一辈子不生病吗？"这句话也改编成为《我不是药神》这部电影里的经典台词。①

药品研发是一个很漫长的过程，短则几年，多则十几年，其中投入的人力、物力等，耗资不可估量。有数据统计，一款新药的研发，大致需要投入几十亿美元。投入如此之大，研发失败，则血本无归；研发成功，自然需要收回成本，在不到二十年的专利期内尽可能赢利，除去研发成本外，再加上市场销售和推广的费用，生产各环节的成本、进口药品加收的税费以及供应链经销商环节等诸多因素，最终形成天价的特效药。原研药开发不易，而仿制药相对容易得多（如影片中的"印度版格列宁"）。仿制药不需要临床前实验室的基础研究与开发，也不必面对漫长临床试验的研发风险，仅需要依照现成的药物分子结构仿制合成，经体外溶出试验、生物等效性试验等一致性评价，便可以获批。其成本远远低于原研药。同时，由于历史原因的影响，仿制药的药效又存在很多不确定性，有些效果很好，但有些服用后效果不佳甚至会出现严重的不良反应。而且按照国内当时的药品管理政策，"必须批准而未经批准生产、进口，或者依照本法必须检验而未经检验即销售的"按假药论处。这也是电影《我不是药神》里出现过的一幕，在程勇向医生问起印度仿制药格列宁时，医生异常警觉，并告知程勇："这种药是违禁药，如果私自服用，很多医生会拒绝治疗。"因为吃了这种药，万一出了问题，没有谁能负得起这个责任。

在电影中，通过艺术的手段黑化了的制药公司赵代表，成为众矢之

---

① 摘自：https://www.sohu.com/a/239730114_563929。

的。但我们如果冷静下来，抛开偏见去思考，当公司利益受损时，药厂代表维护公司的利益，打击假药，维护原研药销售的利益，这种立场也很写实。而同时我们也意识到，如果没有医药企业的新药研发，新的治疗手段又怎会存在，制药企业在现实中并不是影片中艺术化的"坏人"。医药产业关乎生命健康，同样，新药研发需要投入大量资金又要面临极高的风险，自然要追逐更高的利润，当二者绑定在一起时，便形成了我们在影片中所见的故事。而细心的我们可能还会追问，既然印度仿制了"物美价廉"的仿制药，为何中国不能呢？问题的答案是"专利权"政策。在专利权上，尊重保护原研创新，维护知识产权，鼓励创新创造，才有利于人类社会的前进和发展，这也是融入国际社会应尽的责任。在我国，在专利保护期内仿制侵犯专利权是受到严格管制的。而印度因其历史、立法、国情等因素，在 TRIPS 协定①、专利强制许可，以及专利法的不断修订等复杂条件影响下，印度从本国利益的角度使得部分专利药品的仿制成为可能。印度也因其极强的仿制能力和低廉的仿制药价格，被称之为"世界药房"，世界各地的绝症患者无奈之下往往会前往印度求药，于是便有了影片中呈现的程勇前往印度带药的故事。

而当我们重温这个故事，你会发现在重大疾病与高值药品、生命权与专利权的这些话题上，似乎永远没有是非对错之分。电影以艺术独有的方式，深深地刺中了社会现实中重大疾病这个群体最为脆弱的一面。引起了社会和政府的广泛关注，引发了大众和媒体的广泛探讨、交流、传播与普及，同时，也是对我国医疗保障体系的一次深刻反思。这正是《我不是药神》这部电影的意义和价值。影片的最后，我们欣慰地看到我

---

① TRIPS 协定，即《贸易有关的知识产权协议》，是世界贸易组织的重要文件，加入世贸组织的国家和地区都有义务遵守该协定的内容，是迄今在知识产权法律和制度影响最大的国际公约。印度于1994年签署该协议，并在十年的过渡期中不断修订其专利法与TRIPS接轨。

国政府在近年来对医药政策的引领和推进医药领域的改革措施。

2014年，国家发改委下发《推进药品价格改革方案（征求意见稿）》，对药品价格形成机制进行改革。

2015年5月，国家发改委、国家食品药品监督管理总局等七部委制定了《推进药品价格改革意见》。

2015年8月，国务院印发《关于改革药品医疗器械审批制度的意见》。

2016年，工信部、国家卫生计生委等六部委印发《医药工业发展规划指南》。

2018年，中国已有19个省市相继将瑞士诺瓦公司生产的格列宁纳入医保。

2018年，中国开始对进口抗癌药实施零关税。

……

回归到我们的现实生活。面对重大疾病，患者所需的高值救命药品，切实成为卫生健康公益领域的第一社会痛点。在这个沉痛而深刻的社会现状背后，事实上还有另外一个容易被忽视的群体，十几年来，一直在做着降低病患就医成本，推动公共卫生政策和补充医疗保障体系的实事儿，这就是公益组织。

事实上，《我不是药神》电影中药品原型格列卫刚刚在进入中国市场时，瑞士诺华公司就与中华慈善总会合作，开展了"格列卫患者援助项目"，这也是迄今我们能够追溯到的我国最早的患者援助项目。中华慈善总会以一家慈善组织之力，在大病救助领域做出了卓越的贡献。格列卫患者援助项目对于符合条件的低保和特困的患者予以全部疗程格列卫药品救助，对于无力承担全部治疗费用的低收入患者予以部分格列卫药品救助。通过探索性的公益项目的救助模式，一定程度上缓解了当时大病患者治疗的难题。这一项目也成为"慈善捐药"项目的经典，并持续运作长达十余年之久。

　　在卫生健康领域，随着科技的发展和医学的进步，治疗手段和方式变得越来越先进，同时也伴随着先进治疗手段背后高昂的治疗费用。人类与疾病的斗争将持续存在，在重大疾病的支付，因病致贫、因病返贫的问题上，现有的医疗保障体系是否能够全面覆盖患者所需的高值特效药品，也许还有很长的路要走。在这种现状下，公益组织也在不断的实践和探索，我们认为在现阶段，面对重大慢性疾病、罕见病、传染病等医疗难题，"多方共付"①机制是一条极为有效的解决社会问题的路径，这就需要公益组织的伙伴们贡献自己的力量，通过公益组织联动政府、企业、医疗卫生人士等各方力量，共同解决卫生健康领域的支付难题。

---

　　① 多方共付：患者援助公益项目的理论基础，即项目通过药厂让利与支持，基金会捐赠，医保报销，患者适度承担等多方力量共同支付的机制，解决重大疾病的支付难题。

第二节　理论来自实践，并指导实践
——卫生健康公益理论体系模型

卫生健康公益的理论框架是我们一直在探索的内容，接下来，我们将这些年的工作进行梳理和总结，与大家一同交流、分享。

一般来说，公益组织面临的所有问题均源自社会痛点，它是我们探讨理论模型的核心，也是公益组织的原动力，我们将它放在整个体系模型的中心，所有组织的活动都将围绕这个焦点展开。而这一焦点到底是什么，围绕我们探讨的卫生健康领域，我们所面对的问题，永远都不是单一的维度，它是一组复杂焦点的集合。换句话说，卫生健康领域聚焦的社会问题是很多问题构成的焦点。针对这个焦点集合，我们可以对焦点中的某一个社会问题展开活动，也可以对整个焦点开展业务。这是与组织的使命息息相关的，也就是公益组织在成立之初，驶向远方之前定下的"誓言"。而无论是单一社会问题，还是一组社会问题，并没有好坏对错之分。比如，中国癌症基金会将使命宗旨定位在促进中国癌症防治事业的发展，聚焦在"肿瘤"这样一个单一的领域深耕多年，并在基金会公益收支规模中排在前列；而北京康盟慈善基金会定位的是如何能够全方位地深入卫生健康领域，切实有效地解决该领域的问题，将促进卫生健康公益事业的发展，维护人民群众的健康权和公平权作为自己的使命和任务，聚焦整个焦点也同样是一种公益组织的选择。

接下来，我们以"聚焦整个焦点"作为出发点，通过一个"立方体模型"的表达方式（图2-1），将我们对于卫生健康公益领域的认识整合成一个系统，并将命名为"P10"。我们在工作中惊喜地发现，我们这些年所做的工作和字母"P"之间仿佛有着一种神奇的关系，将我们所做的工作都串联了起来。

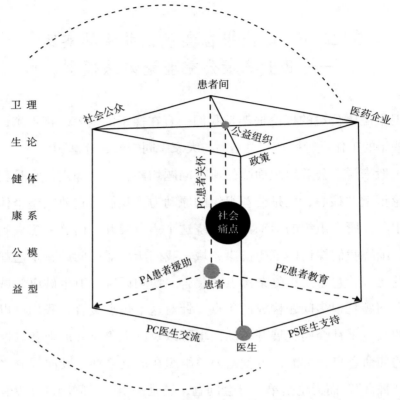

图2-1　卫生健康公益理论体系模型

　　我们对立方体中心的焦点进行分解。"医""患"问题，应该是我们在医疗领域当中最为关心的话题。我们首先来谈卫生健康公益领域的第一社会痛点问题——患者维度的话题。正如我们前文中所谈及的电影《我不是药神》所记载的故事，"看病用药"这一难题，是一直以来普遍存在的。这些年来，在公益组织的努力和政府的大力推动下，虽然不少高值药品已经纳入医保，但当我们面对重大疾病支付难题这一"无底洞"时，我们感到了一种"深而痛"的无力感，我们看到除了少数的富人外，实际上我们每一个人都"生不起病"，现代科学技术的发展带来了全新的治疗手段，在给予患者希望的同时，又以极高的价格浇灭了生的希望。疾病面前人人生而平等，但医疗治疗的不平等是我们避无可避而又必须要接受的现状。所以，如果我们不解决高值"救命药"治病的问题，一切都是空谈。在实践中，我们使用患者援助（Patient Assistant，PA）项目的方式帮助患者降低支付问题，并以多方共付的方式促使更多的患者获得公平的治疗机会。而当我们在捐赠药品、捐赠资金帮助患者治疗的过程中，我们发现了部分患者并不能规范化治疗，或者在生活中依然我行我素，忽视了健康习惯对于治疗的积极作用，让很多高值特效药品在不规范使用中无法发挥良好的治疗效果，从医学的角度出发，我们通常使用药物代谢动力学中的血药浓度－时间曲线[①]（简称"药时曲线"，图2-2）来描述药物规范化治疗的意义，比如不按时服药，当病情略有好转时自行中断药物的使用致使前期治疗前功尽弃，于是，我们又发起了患者教育（Patient Education，PE）项目，通过医生对患者的疾病知识宣教、健康讲座、用药科普、患者随访等，将多维度的疾病管理融入到公益项目中，让患者规范正确的治好病，树立患者对疾病的正确认识。尤其是重大慢性病，患者与疾病的斗争将长期存在，如何让病患在长期的带病生存中提高生活质量，通过患者教育项目和患者援助项目的组合，协同解决重大疾病的患者问题，形成了患者维度的基本项目模式。可是，在面对重大疾病，尤其像恶性肿瘤这样的生死话题时，仅仅这两个维度工作显然并不足够。

在医疗公益的项目中，我们接触过很多重疾患者，他们中有很多癌症患者实际上在被医院判定"死刑"后，依然生存了很多年。而且在与他们的沟通中，我们惊讶地发现往往被感动的反而是公益组织中的从业多年的自己。良好的精神状态对于癌症患者有时确是一剂良药。而在面对死亡这一话题时，公益组织的从业人员往往没有资格去做"现身说

　　[①] 血药浓度－时间曲线：描述的是药浓度在人体内随时间变化的动态过程。通常来说规范化的药物治疗，会使药物在体内保持一个长期稳定的治疗浓度，药物治疗才能更好地发挥疗效。

血药浓度–时间曲线

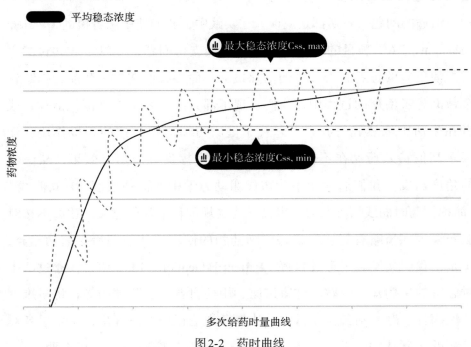

图 2-2　药时曲线

法",因为即将面对死亡这件事儿并没有发生在我们自己的身上。虽然我们曾在各种剧本或影片中看到面对死亡的人生百态,但让一个健康的人去疏导他们很显然是无法同频交流的。但是,我们希望给予他们精神上的鼓舞和支持,而且必须要做。最好的方式就是来自病友间的鼓舞和支持。公益组织应该给予这个群体一个交流的平台和机会,组织患者群体或由患者自行发起活动。于是,我们在实践中开展了患者关怀(Patient Care,PC)类型的项目。我们为重大疾病的患者提供场地、活动资金、交通差旅、物资等等各方面的支持和资助,帮助重大疾病的患者通过舞蹈、音乐、艺术、书法绘画、演说等各种艺术人文活动,促进病友之间的交流,帮助患者突破疾病障碍、重塑积极心态,恢复生活的自信。至此,以患者为原点,我们形成了一个立体的直角坐标系:分别是在水平维度的患者援助(PA)和患者教育(PE),帮助患者解决基本的治疗和基本生存的问题，以及垂直维度的患者关怀（PC），将公益项目上升到精神层面，给予患者生活的憧憬和希望，以帮助患者回归正常的生活（图2-1）。

在卫生健康公益领域，除了患者维度外，2020年一场突如其来的新型冠状病毒肺炎疫情让公众的视角集中到了一个群体身上——医务工作者，这是我们对中心焦点的另一个维度的分解。疾病与健康，是卫生健康领域永恒的话题。而对疾病的治疗和最佳治疗方案的探索，是这个领域尤为重要的话题。很显然如果仅仅从病患救助的角度出发，从因病致困的问题出发，我们将永远局限在解决问题的困境中，是很难从根本上解决卫生健康领域的"重大疾病"问题的。那么如何从前端推动卫生健康事业的发展？我们通过资助型的社会组织，资助医药卫生领域的临床医学专家或研究机构对各疾病领域的探索和研究，从根本上解决疾病的治疗问题，提升我国整体的医疗科学水平，并将公益项目的研究成果用于公益，在帮助医生的同时惠及更多需要的患者。我们将这一类型的项目称之为医生支持类（Physician Support）项目。与此同时，与支持医学领域的专家相对应，我国医学诊疗水平相对落后的地区众多，很多基层医生往往需要参与多学科的交流与互通，提升自身诊疗的技术水平和能力，掌握先进的诊疗手段，沟通临床经验，改善医疗环境，这就需要一个良好的平台，为医务工作者提供学习交流的平台，通过专业性公益组织以开展交流会的形式，为优秀的基层医生提供学习的机会，我们称之为医生交流类（Physician Communication）项目。这样我们便将卫生健康领域的"医"与"患"维度放在一个共平面之上，作为这个领域内核的分解。

而当我们面对这个图中的下平面时，我们需要多方力量的支持，并通过公益组织进行整合，在下平面之上，我们提出四个维度的资源介入（上平面的四个顶点），以公益组织（Philanthropy Organization）为中心，组织社会公众（The Public）参与项目募捐，沟通制药企业（Pharmaceutical Enterprise）让利并捐钱捐物，支持患者间（Patients）开展公益活动，同时通过公益项目的模式推动医药卫生政策（Policy）的改革。这样我们将上下两个平面贯通，便形成了卫生健康公益领域的理论体系，一个由十个字母P构成的立方体。通过这一理论模型，以指导我们自己的工作实践，帮助我们全面梳理解决问题的思路，同时，也在实践中不断地探索与尝试，通过项目的实践探索完善这一体系。

综上，我们将上述内容通过一张二维表重新总结，为了更加清晰地描述这十个字母P表示的含义，我们用表格进行简要说明（表2-1）。

表2-1　卫生健康公益体系"P10"模式

业务类型

患者援助类	Patient Assistant
患者教育类	Patient Education
患者关怀类	Patient Care
医生交流类	Physician Communication
医生支持类	Physician Support

多方力量的支撑

社会公众	The Public
政策	Policy
公益组织	Philanthropy Organization
制药企业	Pharmaceutical Enterprise
患者间	Patients

第三节　从心所欲，不逾矩——卫生健康
领域的公益性

在我们探讨公益性话题之前，首先，我们需要先聊一个话题——关于公益与慈善。从理论上来说，这个话题我们能找到很多不同维度和不同视角的资料，也有很多不同甚至矛盾的观点，我们不去评判这些观点本身，我认为这些"百家争鸣"的讨论，价值远远大于公益、慈善这两个词本身，也留给这个行业更多的思考。这里我们抛开各种观点和争执，只引述一个内容，关于《中华人民共和国慈善法》和《中华人民共和国公益事业捐赠法》（以下简称《捐赠法》）所定义的活动或事项（表2-2）。

表2-2　两法的比较

慈善法	捐赠法
《慈善法》中所称慈善活动，是指自然人、法人和其他组织以捐赠财产或者提供服务等方式，自愿开展的下列公益活动	《捐赠法》所称公益事业是指非营利的下列事项
1. 扶贫、济困	1. 救助灾害、救济贫困、扶助残疾人等困难的社会群体和个人的活动
2. 扶老、救孤、恤病、助残、优抚	2. 教育、科学、文化、卫生、体育事业
3. 救助自然灾害、事故灾难和公共卫生事件等突发事件造成的损害	3. 环境保护、社会公共设施建设
4. 促进教育、科学、文化、卫生、体育等事业的发展	4. 促进社会发展和进步的其他社会公共和福利事业
5. 防治污染和其他公害，保护和改善生态环境	
6. 符合本法规定的其他公益活动	

从立法范围的视角上，我们可以看到表格中这两段表述。两段文字对于"慈善活动"和"公益事业"活动的范围界定应该说极其相似。而从《慈善法》的表述来看，"本法所称慈善活动，是指……开展的下列公益活动"，仅从句式来说，慈善与公益应该说具有很多重叠，同时公益的

范围似乎更为广泛一些，而当我们翻看《现代汉语词典》的解释，我们会发现这两个词又有各自不同的特点，"慈善"这个词相对于公益会更多地侧重于"发心"。而实际工作中如果不是极特殊的需要，我们很少会把这两个词分立来看，《慈善法释义》中对于"大慈善"的解读，让"公益""慈善"这两个词的界限似乎变得更加模糊，或者说二者本是同源的。虽然我们有时会究其动机加以区分。但是，实际上在工作中我们更加关心的往往是"公益性"的话题。一个项目的公益性往往是这个行业的红线问题，公益性也是区别于这个行业和其他行业的核心。在工作中我们很少说一个项目是否具有公益性，因为公益性本身并不是"是"与"否"的问题，而是一个"纯度"的概念。为了更全面地表达公益性，接下来我们不对"慈善和公益"过度区分和强调，而是将其一并要点整合到"公益性纯度"中，并详细探讨这个内容。

慈善组织项目的公益性是项目的核心要素，也是区别于其他行业项目的本质属性。但是，公益行业并没有给出明确的公益性计量方法，以至于在实践中我们一直在"摸着石头过河"。我们并不是理论研究领域的专家，我们的团队在这些年一直在具体的公益项目中探索。这也并不妨碍我们寻找这一理论答案的勇气，苦于从业经历和理论研究能力所限，也许，我们不会给出一个令所有人满意的答案，但总要尝试迈出这一步。这里我们将梳理的公益性计量模型分享给大家，这个内容本身来自实践观察和总结，模型可能显得较为粗糙，但我们希望读者能辨证看待，并能够从中汲取对实际工作有价值的内容。

如前所述公益性是一个"纯度"的概念。这最先让我们想到的是医药卫生领域中，制药业对药物的杂质含量进行测定。合格的药品杂质限量是有明确的数量标准的。那么，慈善组织应该如何衡量一个公益项目的公益性纯度呢？我们参考了制药行业复杂组分分离检测的方法。对于从事药物化学与分析的工作者来说，经常会对药物的杂质或者物质的组分进行分离、鉴定和检测，最普遍的使用的是色谱法对微量的复杂组洗脱分离，并分析其成分和含量，再使用各种纯化方法后对其含量进行测定（纯度）。制药业中广泛使用的是高效液相色谱法[①]，使用专属仪器，比照标准品进行测定的。同理，在社会学领域中，我们认为这种色谱的方法同样适用。我们将公益项目的"公益性"作为一个"复杂的成分"进行分离，再与绝对纯的公益性标准品图谱对比，用标准品比照我们需要测定的公益项目来计算纯度值，这是大致的理论思路。

在色谱法测定物质组分之前，我们首先需要判定该组分是否适合使用"色谱分离"的方法，即分析的前提条件。对应公益领域，即我们所说的公益项目的出发点问题。如果该项目本身定位的就是交换交易的商业模式，追逐个人利益最大化，我们就没有必要再去浪费时间谈其公益性。所以，我们首先来讨论项目的初心问题。这是谈论公益性的先决条件。有人说，项目的出发点虚无缥缈，在实际工作中这个内容没有证据也无法判定，我们并不这样认为。公益与商业的界限，既明晰又模糊，但是这种神奇的边界，让我们看到了"千姿百态"的"公益项目"。但无论怎样，项目的原点都不应该有失公益，就像生命的起点源于爱，公益项目的第一个核心要点就是起点问题，也就是我们说的"初心"问题。公益项目的本心应该是没有杂念的，通常来说，一个公益项目的出发点如果是"纯净"的，基于这个点延伸的项目一般"公益性"都不会太差，但是如果在出发时已经植入了非常强烈的"利己思想"或"利益输送"，那么在面对公共利益和个人私益选择的时候，往往是很难以公共利益为重的。这个内容在限定性捐赠类型的项目谈判初

---

① 高效液相色谱法（High Performance Liquid Chromatography，HPLC），是色谱法中重要的一种，以液体为流动相，采用高压输液系统，将具有不同极性的单一溶剂或不同比例的混合溶剂、缓冲液等流动相泵入装有固定相的色谱柱，在柱内各成分被分离后，进入检测器进行检测，从而实现对试样的分析。具有快速、准确、灵敏的特点，现已成为化学、医学、工业和法检等学科领域中重要的分离分析技术。

期往往最为明显。当"捐赠人"本着非常强的利己思想谈合作，或者将基金会作为企业的供应商或资金的通道来谈项目，往往会因为道不同而产生诸多分歧。那么，我们再回到出发点这个话题，在工作上我们应该如何判断？心之所想，必外化于行，项目初期的文件包括"立项""协议""预算"等一系列"痕迹"资料中，我们会寻得一些文字，会根据看到项目的背景、基于某一社会痛点的话题、项目的核心等内容，初步判定这些内容是否与项目的实际业务相一致，是否是在合法前提下，符合非营利、自愿性、无偿性、诚信原则的要求，并属于《慈善法》定义的公益活动范畴。在有了初步的认识后，再做后续判定。同时我们也应知道，在实践中有些项目即便前期的"文字"资料看起来很公益，但实质上公益纯度往往是不足的，这时就需要进一步对公益性计量和判定。

接下来是更有实战意义的对标计算过程。对标的前提是首先应找到标准品，也就是纯公益项目图谱。我们需要确定绝对纯度（纯公益）的标准品，再使用需要判定公益纯度的项目进行对比，对标计量其纯度值。而获得标准品这一过程实际上并不容易。我们根据实践中业务模式的积累，将公益性这个复杂组分按照各种影响因素的性质不同进行分类汇总，得到了不同性质的四个组分：公共利益属性（用p表示）、组织独立性（用d表示）、公益自由度（用f表示）和公益绩效（用e表示）。这种组分的分类方式其实与色谱方法与原则及其类似，在色谱法中同类性质的组分在相同的保留时间出峰，但极性相似的组分有时却难以分开。在社会科学中对公益性的组分的分离其实也是一个道理，我们发现的虽然是四个维度的组分，但他们之间存在着部分交集（图2-3重叠的部分），所以我们对于标准品的四个独立组分分别分析时，其理论值相加是大于100%的。与此同时，根据以往接触到的项目经验，我们直接定量了四个组分的公益性比重程度（表2-3），以及公益性应满足的纯度区间。我们将公益

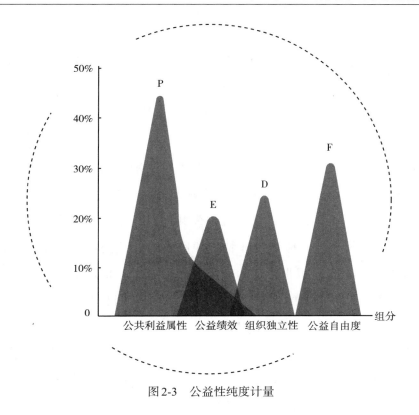

图2-3　公益性纯度计量

性纯度大于60%作为及格水平线。也就是说，凡是小于等于60%的项目，我们认为其公益纯度是不足的。

表2-3　公益性组分维度

公益性属性	核心成分 （本质要素）	运作成分 （实践要素）	边界成分 （理论要素）	成果成分 （补充）
组分维度	公共利益属性（p）	组织独立性（d）	公益自由度（f）	公益绩效（e）
定量程度	45%	25%	10%～40%	20%

　　为了更好地使用这四个组分来对标，我们需要对这四个组分再细分，以满足实际工作公益性纯度计量的需求。同时，为了便于实际工作中快

速估算纯度指导实践工作，我们采用1减去杂质含量的方式作为纯度计量公式。将杂质用四个维度对应的字母加"'"来表示，公益性纯度我们使用字母P表示，即公益性纯度P% = 1 －（p' + d' + f' + e'）。

接下来我们详细来看看每个组分的计量方法。

第一个维度是公共利益原则（p）。他是指是否符合公共利益的基本属性。我们这里使用公共性和需求性两个维度来表达。公共性量化值为30%，需求性量化值为15%。也就意味着如果这个维度不达标，最终的公益性纯度一定是不足的。那么什么是公共性？我们换一个词以便于理解和判断——非特定性。应该说非特定原则本身就是公益性的本质属性之一，非特定的群体，而非特定的个体。如果捐赠人指定了明确的受益人个体，而不是捐款捐物的非特定性用途，那么该项目的公共性便是杂质，占30%的含量。只有当受益人对象为非特定的群体时，公共性才不会计算杂质。那么什么是需求性？我们不妨也换一种表述，即对符合受益人的实际需要，同时有益且有意义。比如同样是捐钱，捐给有需要的贫困人群，要比捐赠给不缺钱的富商更具公益性，基于贫困人群的实际需求，这样的社会财产分配的才更有价值；再比如帮助抑郁症群体更好地融入社会的项目中，项目通过公益活动给予这一群体关爱，并重塑积极的心态，这时我们则不会关注贫困与否，在需求上无论穷人或富人同样需要关爱和快乐。反之，如果向抗震救灾地区捐赠钢琴给灾民，很显然是不符合灾区灾民的需求性原则（当然排除拍卖掉钢琴再行救助或特殊需求），需求性就产生了15%的杂质。这样我将整个公共利益原则从公共性和需求性两个维度做了分解，并且占据了公益性极大的比重（表2-4）。而至于30%和15%的这两个数字，我们经过了反复的考量，并结合其他组分因素共同起作用。其他组分含量同理，不再做过多的数字解释。

表2-4 维度分解

组分	组分说明	组分监测	标准品含量（%）
公共利益属性	本质因素。一旦不符合此项，公益性将受到质疑	公共性（非特定性）	30
		需求性（有益且有意义）	15

第二个维度是组织独立性（d）。所谓的组织独立性，就是公益组织针对项目应具有自主独立化运作的空间和程度。简单地说，就是这个项目是不是公益组织自己能够自主决策、管理并运作的，还是说这个项目的运作完全由捐赠人自主决策并运作，尤其在限定性捐赠的项目中更为常见。根据《慈善法》第十二条的规定，慈善组织应建立健全内部治理结构，明确决策、执行、监督等方面的职责权限，开展慈善活动。这不仅是公益组织自治性、独立性的要求，也是慈善组织在慈善活动中应尽的职责。组织独立自主运作的程度，作为公益项目的实践运作要素，在公益性上，我们重点考量这两个方面：运作的独立性和功能的独立性。所谓的运作独立性，是指组织在项目的决策、管理、设计上的自主运作，功能独立性聚焦于受益人选择的独立性、合作方选择的独立性、财产分配方案决策的独立性。这个维度共占25%的公益性分量。以上维度中任何一项不满足独立性的要求，则记录含有对应25%的杂质。比如，项目的受益人并不是由基金会根据一定的条件选择的，而是捐赠人指定的受益人，那么我们则记录独立性含有25%的杂质。对于某些促进公益事业发展类型的项目可能没有受益人选择或物资分配的维度，那么我们在公益纯度计量时，只需要考虑运作独立性维度即可。此外补充一点，这里我们做了一个假设，我们认为公益组织独立设计的项目是符合公益性要求并且能保证其公益纯度的。比如，公益项目的设计充分考虑了人性因素，不会因物资的无偿发放而引发的受益人不劳而获的依赖感；项目管理上，物资的审批和物资的发放，两个职务不相容的岗位做好分离；慈

善组织独立制定了公平、公开、公正的物资分配方案和受益人遴选标准，并确保物资分配的效益最大化；在捐赠人建议合作方时，公益组织依然能够按照选择程序公平地选择质优价廉服务好的合作对象。那么，这也意味着在独立性的话题上，我们认为公益组织能够很好地独立设计管理并运作公益项目。反过来说，假如该组织确实是独立运作的，但却不能按照公益的原则设计管理项目，那么，这部分的公益性25%的分量，同样会被扣除。这就是我们常说的实质而非形式的原则（表2-5）。

表2-5 组织独立性

组分	组分说明	组分监测	标准品含量（%）
组织独立性	实践要素。公益组织在项目中是否尽职	运作独立性：公益组织在整体上独立项目设计、管理、运作的程度 功能独立性：公益组织对财产分配方案的决定权，对受益人个体的选择独立性，合作方选择的独立性。而不是作为中介存在，服从捐赠人的指定，甚至是受制于企业的资金通道业务	25

　　第三个维度我们称之为公益自由度（f）。公益自由度相对于其他几个维度而言更侧重于理论概念，同时也是一个相对独立的组分。简单地说，什么是公益组织需要解决的？什么是市场需要解决的？什么是政府需要解决的？这个界限应该清晰。一般来说，公益组织应在政府和商业市场不愿意或难以进入的领域开展工作，更多关注的是政府尚未解决的问题或无力涉及的领域。换句话说，如果公益组织不参与，商业公司和资本是不可能介入的领域。市场和政府均可以自行解决此社会问题，则无需公益组织过多介入，或者企业资本的进入有非常丰厚的回报的领域，通常也不需要公益组织便可以自行解决。此外，还需要注意当项目更适合使用互益的方式解决问题时，通常就没有必要通过公益的方法来解决。

综上，我们将公益远离商业/政府/CSR/互益边界的程度，定义为公益自由度。当公益项目距离边界越远时，公益能自由运作发挥的空间就越大，公益性就越强。从理论上，我们使用这样的公式表达：$f = 1 - $ 边界值（杂质）。f 值越大代表公益的自由度越强。这是我们从理论上对公益自由度的描述，而关键是在实际的工作中我们应该如何度量这个成分。

我们将公益自由度作为一个可变杂质来分析。所谓的可变，是指这个成分的杂质含量是在一个区间内浮动的，其杂质含量可大可小。当该组分的杂质构成过大时，很有可能会直接影响到整体的公益纯度。比如互益型项目就不应该作为公益来看待，公益不是你投以滴答滴答，我报以哗啦哗啦的事情。而有些杂质的含量却影响很小，比如对于公益和商业而言其关系相对复杂，界限模糊，有时很难分开。工作中对于不同的项目，公益自由度这个组分要分别对待。我们使用"公益自由度杂质量表"来表达（表2-6）。比如，在医疗保险这件事情上，医保全民覆盖属于政府关注的事情，某些高值药品已经纳入医保，由医保基金全额支付，这时公益组织不应随便介入，但是当医保所不及时，或者医保只解决了部分支付问题的领域，公益组织是应该发现这一痛点和难点，并着力去解决。这就意味着当公益组织参与到政府解决的社会问题时，这时公益纯度中就掺杂了10%的公益性杂质。

表2-6　公益自由度杂质量表

组分	组分说明	杂质成分	杂质含量（%）
公益自由度	理论要素。公益自由度越大，公益性越强	互益行为，完全没有必要通过公益的方法来解决	40
		政府和市场解决的领域，无须公益组织参加	10
		该社会问题已经完全解决，也无须公益参与巩固加强	20
		项目在该领域已经取得了良好效果，完全没有必要浪费公共资源运作同样的项目	15

最后一个维度是公益绩效（e）。这里我们所谈的公益绩效，更多的是从结果的利他性出发，如果从公益性纯度计量来看，公益绩效的内核应该是"源于公益并用于公益"。同时，这个维度和公共利益属性有一定的重叠性，公益绩效更侧重的是在公共利益属性下产出的结果。公益成果的表现形式有很多，如"爱心转化率或爱心传递效应""授之以鱼和渔的程度""公益物资的分配效益和强度""公益事业促进贡献度"等，而不论这种公益绩效值大小如何，这并非公益性纯度应该计量的，我们认为只要产出成果并用于公益，则这个维度就应得到这个组分20%的纯度值。无论这个公益项目能够让多少人愿意付出爱心参与公益，也无论这份爱心传递到多远，影响了多少人，无论项目的结果是授之鱼还是授之渔，或者二者皆有，无论项目的物资分配是否最大程度的发挥了作用，或者公益成分占比如何，也无论是在"惨""穷""难"这种领域，还是在某些看起来似乎不会触及心灵的领域，只要结果是用于公益的，在公益性纯度问题上就不应该有优劣之分。我们知道在实际工作中，不是所有的公益项目都能授之以渔的，有的项目本身就自带"渔"的成分，比如教育类公益性项目；而有的项目，如对于大病救助领域中，救命物资的即时性和持续性的特点，授之以鱼往往更加重要。而如果某"公益项目"，比如某医学研究符合公共利益属性，但最终的成果却是用于商业，其知识产权、研究成果均与公益组织无关，也没有研究成果的公开与公示，我们会认为在公益绩效的维度上，公益性纯度是含有20%杂质的（表2-7）。

此外，在特定医疗实物捐赠领域，由于行业政策的限制，基于社会物资分配效益最大化原则，我们认为在重大疾病药品捐赠领域的项目，还应关注其疾病领域和捐赠比例的问题（捐赠比例通常不应过低）。

表2-7　公益绩效

组分	组分说明	组分监测	标准品含量（%）
公益绩效	补充要素。源于公益并用于公益	1. 不同公益项目的社会贡献并不相同，应关注其正向成果。如综合考虑"爱心转化率或传递效应""授之以鱼和渔的程度""公益物资的分配效益和强度""公益事业促进贡献度"等方面 2. 公益绩效不区分大小（爱心不做量化），但成果必须用于公益	20

　　至此，我们将整个公益纯度的话题逐个剖析完成。概括来说，我们将其表述为"一个原点，四个维度"。在实践中通过项目比照对标的方式计量公益纯度。以帮助我们在实际工作中对不同的项目做出清晰的判断。在从实际应用的角度来说，上面的模型应用也非常简单。在确定"一个原点"之后，对"四个维度"的杂质分别计量累加，再用100%减去杂质即可得到公益纯度。

第四节　工欲善其事必先利其器——医药公益项目的专业化运作

专业化——是一个公益组织的"优秀"运作的表现。而就专业性本身来谈，"专业"这个词又是一个相对复杂有时又略显主观的话题，往往我们在评说专业度时，会因为主观上的认知盲区，错将未知的知识领域视为专业。通常来说，在某一个领域深耕钻研多年，形成了系统化的理念思路，并能够在实践中将其运作落实的体系，一般情况下我们会对其专业程度更具认同感。我们会发现对于组织的"专业性"这个内容，其维度是极其广泛的，组织价值观是否上下统一，组织的管理制度是否完善，运作流程是否规范，品牌与宣传是否到位，是否具有某一个领域的专业人才，项目管理是否体系化，组织是否具备持续发展的动力和能力，外部的合作伙伴关系等等，甚至包括战略规划这一类方向性话题，往往也会将其纳入考量的范畴。换句话说，当我们谈论专业化这个话题时，我们往往会趋向于一个组织的核心竞争力。但是，接下来我们并不打算谈这个广义的专业性的话题，我们从狭义和实务角度出发，更多地将"专业"定位在公益组织的核心业务层，这是工作中最为实际的部分。我们将从项目管理的体系化角度、公益组织在项目运作上的水平和能力，一起来谈一谈卫生健康公益项目专业化运作这一维度。

卫生健康公益领域的项目管理，是一个集合医药卫生、公益慈善、项目管理等多领域交叉性质极强的工作。有人说，公益项目要讲这么多的专业内容吗？大家满腔热情下本着初心做事不就很好吗？诚然，我们并不否认这种做法，但是作为一个行业，它需要健康地发展，公益不应该拿善心充当专业。尤其在医疗的公益项目中，由于涉及人的生命健康，往往会具有很强的医疗卫生属性。在医药类现金实物捐赠类别的项目中，我们曾看到过肿瘤患者使用了质量合格的捐赠药品后出现严重的肝损伤，将基金会告上法庭。我们曾看到患者在领取完需要冷链保存的捐赠药品后，不使用冰包而随手将其直接放在自己的手提袋中。我们也曾看到过某组织在对待捐赠的处方药调剂时，由基金会员工在办公室发放物资，当药品发放错误时，竟然第一时间考虑的是药品的损失和赔偿问题。在支持医学研究类型的项目中，我们看到过基金会资助的某临床研究类型的项目竟然没有获得医院的伦理批件。当面对这些领域的问题时，公益组织的从业人员一旦缺乏基本的行业认识和工作经验时，往往会在项目设计之初便埋下隐患。所以，从医药卫生的行业角度出发，对所处行业的基本认识是卫生健康公益项目管理的基础。

接下来，我们回到公益项目这个角度上看，如前所述，公益项目的原点源于社会痛点的分析，在组织使命和战略规划下，找准一个点并发力，整合"P10"立方体上平面的资源层，推动项目的落地。实际上，卫生健康公益项目管理的原点同样是围绕着"社会痛点"展开的，这是公益项目管理区别于商业项目的本质属性之一。而对于公益项目管理"专业化"来说，找到了源头，剩下的问题关键是我们到底应该如何做，怎样推动项目落地？在公益组织项目模式的专业化角度上，我们需要有一套行之有效的方法。事实上，在民政的监管体系下，对公益项目运作的专业化评判是有一套独立而完善的社会组织等级评估指标体系的，但遗憾的是评估指标的细节评分指标并不对外界公示。我们希望尽己所能将我们在实践中梳理的运作模式与大家分享，并参照等级评估指标作为指引，从实际项目管理的角度出发，而非第三方评估的视角，整理一套这个领域的项目管理实践，供行业伙伴们参考。

卫生健康公益项目管理，我们使用三段论的模式来描述——"前、中、后"，这三个字是我们对公益项目管理整体框架的总述，一个成熟的公益项目至少在这三个维度上不应有缺失。我们称之为体系的链条完整，或者我们称为思维链条应完整。项目的实际运作必须在统一清晰的项目思维指引下，并在每一步的运作过程中形成对应的文件。同时，整个链条具备不断地升级优化自我更新迭代的内在能力，这就好比人类的DNA在漫长的进化过程中不断地记忆并引入新的片段一样。而且，整个链条在运作模式上不论是闭环还是螺旋，还应具备关键节点的控制力，以保证链条不会断裂，与此同时，项目链最好能引入创新能力，此外涉及某些特定领域还应具备其行业的专业技术等，这就对项目管理的专业化提出了极高要求。而项目管理维度的运作水平，从一个侧面往往体现组织的专业化运作水平，项目管理中所体现的逻辑链条、需求分析、目标管理、风险控制、受益人的公益体验、项目资源利用与社会物资再分配程序、事后的评估反馈与跟进、影响力与成果、项目的可持续性等，都是专业性水平的考量（图2-4）。

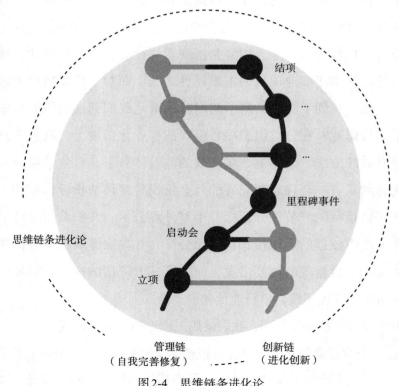

图2-4　思维链条进化论

1. 项目管理第一段——"前"

首先是立项。前段的重点是在组织使命宗旨业务范围下，基于社会痛点的需求分析，明确定位和预期。一是项目的背景是什么（现状）？二是我们要解决什么社会问题，最终的成果/效果是什么（未来）？三是为了实现这一结果，通路是什么（怎么做）？我们需要以一种空杯的心态来审视自己。首先做资源-能力分析，我们需要对标组织现有的资源，在团队、经费、捐赠人、技术、品牌等维度看我们有什么；我们需要对标我们自身的能力，是否具备该领域的经验、专业运作能力、项目管理能力、品牌宣传能力、研发设计能力，看我们能做什么。其次，在此基础上，我们需要做可行性评估。从宏观上，目前政策如何？目前行业的趋势是什么？有无社会文化价值观上的冲突？有无新技术的支撑？从微观上，项目的公益性如何？项目的运作落地操作性如何？项目的预算是否合理？项目的可复制性/推广性/持续性如何？项目的创新性如何？与其他项目的关联性如何？项目的风险如何？我们将上述的这些内容统一定性为立项申请，这是前段尤为重要的内容，在此基础上，形成立项报告，并实施项目审批和决议，最终确立项目。

其次是项目管理计划书。这是一个全方位梳理项目的事前动作，我们从实践角度出发，我们的观点是计划很重要，但是否一定需要形成项目管理计划书，这点我们不做结论性阐述。通常一个成熟的组织都有各自的项目管理计划书模板。帮助组织的新项目官员快速梳理项目。有时，项目管理计划书会以极简的项目章程的形式体现，将重要的控制节点梳理清楚。

最后是内部启动会。内部启动相当于项目的开工会。项目如涉及多部门，组织内部启动尤为重要，将项目的管理计划与各部门充分沟通，以便于项目的顺利实施和开展。

2. 项目管理第二段——"中"

中段作为项目的主体，紧紧围绕"执行←→监督"四个字展开，这是一个双向的箭头，在这四个字的背后，通常涵盖了整个项目管理体系的各大知识领域。那么在项目的中段什么样的项目管理才算是专业化管理呢？这是一个很难回答的问题。而如果就项目管理的完整性而言，项目的中期至少应在项目的"时间、范围、成本、质量、团队、采购、沟通、风险、主要干系人"这些维度上做好必要的控制，这是我们应该做的最基本的工作。比如，在项目管理铁三角中，综合考虑多方面因素的变化，将"时间、范围、成本、质量"这四个维度的思想运用在项目的变更管理上；比如将WBS和甘特图的思路相结合形成进度跟进计划定期跟踪；比如在业务活动成本上定期监测，控制大额预算的花费情况；比如使用PDCA的方法做好质量的改善活动；再比如做好供应商采购的事前遴选与验收、事中的沟通与控制、事后的服务评价；做好对内对外的干系人沟通和记录等等。在项目的中段，有太多的内容需要考虑，尤其是长期运作的项目。

在现金实物类捐赠项目的中段，还有一个非常重要的概念，我们将其称之为"捐赠管理"。捐赠的业务模式整体逻辑是捐赠人捐赠物资到慈善组织，由慈善组织作为主体，确定物资发放给谁、如何管理。而不是捐赠人委托慈善组织，将物资直接给到某些人（图2-5）。捐赠关系不是委托关系，这一点非常重要。在实物捐赠管理中，最为基础又极为核心的有两大职能板块，一个是受益人管理，另一个是捐赠物资管理。

受益人管理。从管理的角度我们更多关心的是受益人管理机制、受益人的选择、受益人的审批，以及对项目运作中对受益人公益服务等内容。但是，我们认为捐赠管理的核心在于受益人管理原则，也就是指导思想是什么。曾经我们见过某公益组织在面对受益人时摆出一种高高在上的姿态，以一种施舍的态度审批物资，更有甚者可能整个项目结束，受益人都不清楚是谁发放的物资，项目过程管理极其简陋，冷冰冰的一条短信通知，根本不顾受益人的感受。这些年的从业经历，有时会让我

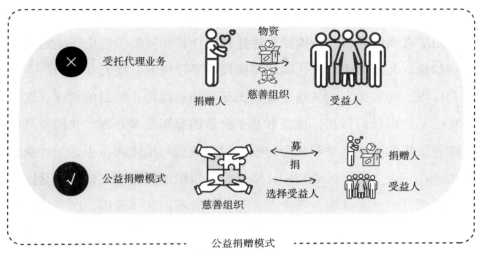

图2-5　公益捐赠模式

们感叹，难道这就是公益组织吗？很多时候我们常常听说业内的人员抱怨公益组织的薪资水平很低，而且有政策上的天花板效应，找不到优秀的人才。但是，这种病态的工作作风和廉价管理，凭什么值得领取高额的报酬？在受益人的管理原则上，我们认为应该是"尊重受益人＋严格审批＋良好的沟通"三者缺一不可。尊重受益人是前提，在此基础上，严格按照要求把关物资的审批，及时做好沟通而不仅仅是通知。我们面对的是人，受益人管理需要的是"情＋理"，而不是冷冰冰的态度和无序的内部治理。

　　捐赠管理。与受益人管理一样，在管理上我们会考虑物资、物流、发放点的管理问题，同时物资管理的总原则尤为重要。我们根据自身的业务实践，对物资管理梳理了八个字的原则，我们称之为"合法、持续、安全、精准"。我们这里所指的合法，是指不同行业的物资管理应遵守不同行业的法规，同时基于公益行业的特点，不得对产品进行宣传推广和担保。持续原则是在医疗类项目中非常重要的运作原则，尤其像药品这种类型的项目，一旦捐赠物资药品中断，那么对于患者的生命安全将产生极大影响，这就对项目运作过程中的物资和物流管理、物资的预测能力提出了极高的要求。持续原则还体现在项目物资的供应应该满足治疗的持续性，尤其在项目终止的收尾阶段应平稳过渡。我们在与制药企业的合作中，确实会发生某些企业毫无征兆地直接终止项目的情况，这是一种极不负责任的做法，也没有基于公益的原则妥善处理，我们暂且搁置这种做法的不良后果和社会影响，仅就诚信与承诺而言也是一种失信行为。在与企业合作的谈判中，坚持公益组织的原则和底线，这是医药类公益项目的重要课题。安全性，是物资管理的底线原则，医药类项目更是如此，救命的药品如果没有按照要求存储运输发放，药物性质的变化往往会导致其直接转化为杀人的毒物。同时，产品的质量安全，药物的不良反应的普遍性，也是项目需要考虑的重要维度。精准原则，是物资的数量维度，账账、账物的话题在任何行业的物资管理上都是非常基础性的原则，我们不再做过多的介绍。

3. 项目管理第三段——"后"

在项目的后端，我们需要不断地总结，而这种总结也包括在项目管理中段的阶段性的总结。通常来说，项目的收尾阶段会有这样几个维度的内容。归档、结项、总结、评估、后续合作等。

我们认为项目的后端不是终点，而应该是一个全新的开始。在整个项目的后端，我们暂且抛开第三方评估（不是每个项目都能聘请独立第三方的评估）。结项报告是项目明确的终点文件，归档的文件作为项目的成果性文件，总结报告相当于过程的复盘，后续的合作更是面向未来的活动。自我沉淀和持续提升，是项目后段最核心的内容。而来自于实践的总结性的积累，要比我们去读专业的书籍更具价值。在实践中不断地更新迭代经验，会让我们自己变得更加专业。

最后，关于专业性的话题，我们讨论的其实还远远不够，这里我们仅以一个维度，以公益组织的项目管理话题作为一个焦点来讨论，而实际上仅这一个维度我们还有很长的路要走。我们将这些通用的方法和思路分享给大家，希望通过这个很小的侧面，引发思考一个组织各个方面，以提升整个组织的软实力。在一个组织中不是每一个公益项目都是品牌项目，而各类项目专业化管理是一通百通的，在具备了良好的管理基础之上，如何抓住痛点设计并落地一流的品牌项目，还有更远的路要走。

第五节 路漫漫其修远兮，吾将上下而求索
——卫生健康公益实践

力行而后知之真。卫生健康公益领域的实践，是一个没有尽头的话题，我们在不断地探索和尝试，希望能尽己所能做一些真正有价值和意义的事情，共建一个良好的行业生态。

探索一：患者援助（PA）＋患者教育（PE）

提到患者援助（PA），对于医疗公益领域的从业者来说并不陌生，自2003年中华慈善总会开启这类项目以来，历经十余载，各慈善组织在该领域开展了各种不同的药品捐赠项目。应该说PA是卫生健康公益领域非常成熟的一种模式。

在疾病面前，我们是渺小的，也是平等的，但是在治疗上却永远都不平等，贫富差距的存在让富人们可以得到全世界最先进的治疗手段和最一流的药物，而普通人确只能望洋兴叹。药物从诞生的那一刻就注定了它的双重属性，既治病救人，但又作为企业的产品，追求丰厚的利润。医药产业属于资金技术密集型产业，产业需要创新也需要发展，离不开资金和科技，但是守护人类生命健康才是药品的本质属性。资本逐利和健康事业之间应该找到平衡，我们需要的是老百姓能用得起的好药，也不否认真正的好药因创新而应得的收益。但是，在药品的双重属性下，我们却看到了太多的心酸故事。

一位患有乳腺癌的年轻母亲，她的丈夫在得知妻子生病后，抛弃了这个家庭和只有三岁的孩子，自此杳无音信，而这位母亲在申请项目时因无力承担治疗经费，中断治疗，带病工作硬撑了一年多后再来基金会申请救助。一位晚期白血病患者，因为要持续使用某高值药品，为了尽可能节省治疗经费延长药品的使用周期，自行减少医嘱的剂量服用，而

这件事情是在这位患者去世后，家里人收拾房间时发现的一包药品清点数量后才发现的。这些真实的故事，我们可以在基金会的档案室翻阅中略晓一二，每一份档案背后可能都有让人心酸的故事。在我国，因病致贫、因病返贫的困难家庭一直长期存在着，绝大多数的普通家庭根本没有能力应对重大疾病。当今社会，各种疾病频发，恶性肿瘤、重大慢性病、罕见病、传染病发率逐年攀增，致死率也呈增长趋势。我国作为人口大国，重大疾病的发病率及致死率接近全球平均水平，在高昂治疗经费面前，普通工薪阶层常常望价生畏，由"有病没法治"变成"有药没钱吃"，更是一种悲哀。

现阶段，随着医保政策的推动和大量公益组织的介入，对于治疗中所需救命高值药品的普及和应用，应该说相对于十年前，已经发生了极大的改善。我们曾亲身经历过一年治疗经费需要35万元的药品，经过基金会的援助项目，患者的自付金额降至15万元，随后又在"多方共付"的理念和机制运作下，将患者的自付金额降至不到3万元，再到后来，伴随国家带量采购政策，政府谈判的模式，患者自付金额降至万元左右即可完成一年的治疗。可以说这十年来，这是最让我们自豪和欣慰的事。

十几年前援助项目的设计理念，源于公益物资分配效益的最大化。捐赠的物资是有限的，如何让有限的物资发挥最大的价值，让更多的人群受益，同时，加之医疗药品的特殊属性，受益人是否适合使用该药物，通过先行使用确证其有效后再捐赠，是重点要解决的两方面问题。所以项目将受益人分成两个群体，一种是针对低保特困患者的全免援助模式，另一种是低收入患者适度承担的部分捐赠模式。这种模式有时并不是所有人都能够认同或理解。但是，我们确实看到了这个小众的项目运作长达10余年，且行之有效真实地解决了社会问题。印象比较深刻的是一位在基金会工作的退休老同事说，"我在医院工作了大半辈子，从来没有看到过这么多乳腺癌患者。"仅一个项目惠及患者就有几万名。我们很难想象如果这十几年来没有这类项目，这些患者是否能完成持续治疗。在公益项目的理念上，不同组织有不同的使命和宗旨，也有着不同的运作模式和管理方法，我们不做任何评价。患者援助类型的项目运作，应该将公益的管理要求和现实的医疗诊疗流程相结合，而不能因为是公益项目而忽视真实的医疗流程，或者因为是医疗类的项目而忽视了公益项目应有的要求。

患者教育（PE）类型的项目，同样是医疗公益领域中非常普遍的一种类型。一般来说，患者教育与患者援助项目相互协同、相互补充。患者在援助项目中获得了药品后，是否能按照医嘱规范化治疗，是否能够从根本上改变原有的生活习惯和生活方式以促进治疗，这些看起来极为简单的事情，却往往并不容易。习惯形成后的强大惯性，让规范服药意识和健康生活方式变成了一大难题。从药代动力学的角度，按时服药是极为重要的，而与他们朝夕相伴的亲人，也并不是专业的医生，往往也无法给予持续化治疗的专业意见。因此，在重大疾病，尤其是重大慢性病的治疗，需要有专业的医师教授疾病治疗的知识，指导如何管理好自己的健康。于是，基金会通常会在PA项目的基础上同步开展PE项目，以线上、线下患者教育会的方式，以及治疗后续随访的跟踪管理，从专业的角度出发给予患者希望与鼓舞。

探索二：“医药筹”药品求助平台模式（PA＋）

传统患者援助项目的模式更多是线下模式，针对的是单一药品的救助。但是否能够更聚焦于患者的需求，让分散的基金会项目整合到统一的平台，通过移动互联网的技术将各类项目的信息渠道打通，让基金会的募捐业务下沉到一线真实的需求中？我们在探索中推出了“医药筹”平台模式。

“医药筹”模式并不是我们目前看到的“水滴筹”“轻松筹”大病筹款平台。而是慈善组织基于个人求助需求和定向募捐业务二者相结合搭建的药品求助平台。简单的理解，我们将原有的线下PAP模式搬到线上，并从患者的求药需求出发，解决传统模式下分散的项目信息无法传递，致使很多患者"因不知道患者援助"而放弃治疗的痛点。"医药筹"通过平台捐赠药品目录和个人求助需求的结合，让患者可以直接通过平台申请患者援助项目，同时也将行业中散在的项目信息在此汇集，对申请非本平台援助项目信息传递给有需求的患者，同时也将各类患者对于药品的需求集中起来，以辅助基金会的劝募业务。所以，我们在内部更愿意将"医药筹"模式称为PAP的升级版（以下简称PAP＋）。在新技术的时代下，基金会建立创新型的平台模式，以促进患者援助行业生态发展。

　　我们于2017年开始尝试探索"医药筹"模式，是当时全国唯一的药品个人求助平台。现阶段该平台的项目模式日趋成熟，慈善组织作为平台的主体更适合公益项目的运作，也更具公信力，基于社会需求导向的定向募捐从合规层面上更符合公益项目的属性和逻辑，医药筹平台的捐赠药品目录更加清晰而透明地面对有需求的社会公众，平台上的项目在运作上更强调效率和服务，管理也更加统一和规范（通常情况下平台首推基于正规诊疗流程统一项目设计），技术开发迭代积累了诸多的功能：包括AI智能回复、区块链技术、人脸识别、联网身份认证等。成本相对于线下模式也更具竞争力，并与多家企业达成药品的定向募捐合作。

　　在移动互联网和资本充斥的时代，公益组织以微弱的力量创造创新"公益产品"往往是极为困难且极具风险的，在商业资本的冲击下，即便公益组织选择了蓝海市场创造了具备竞争力的产品，也随时面临着生存的危机，我们希望公益组织在这条道路上行将致远。

探索三：患者关怀类项目

　　公益项目需要传递一种让人感动的正能量。而生命绿洲艺术团正是如此。患者关怀有很多种方式，而我们选择了艺术。音乐、舞蹈、美术、电影等各种艺术表现形式，不仅传递给我们丰富的情感，也将艺术的感染力和生命力带给周围的每一个人。艺术创造带来的喜悦和以情感为出发点的项目设计，让以救助为原点的医疗类公益项目不再冰冷无趣。

在与疾病的斗争中，积极良好的心态和愉悦的心情是极为重要的，而身患重病却保持乐观心态的人，终归是占少数。如何帮助患者突破疾病障碍，重塑积极心态，恢复生活的自信，需要公益组织能够投入资源、时间和力量。我们在实践中资助了一支全部由癌症患者组成的艺术团——生命绿洲艺术团，为她们专门开辟了一间艺术演练的多媒体功能厅，聘请了专门的声乐老师和舞蹈老师，提供演出的舞蹈服装和往返训练路程的经费等。整个艺术团成员的平均年龄为60岁，很多成员罹患癌症多年。但与我们想象中的肿瘤患者不同，她们每个人都神采奕奕，说起话来中气十足。一段舞蹈结束，中途休息时，每个人都有说有笑。有时偶尔撞见她们聊天，谈起话来无外乎一些生活中的琐事，与生活中普普通通的健康人一样，你根本不会感觉到她们是已经身患癌症多年的患者。即便偶尔提及病情，大家也都毫不避讳。唯有同样罹患重症的患者，才能在最大限度上与彼此产生同理心。所以，对于这样一个极为特殊的项目，我们采取的也是特殊的管理方式，艺术团的活动基本上是由团员自我发起、自我管理。

我们希望将"生命绿洲艺术团"的故事作为一段回忆和印迹留在本书当中。基于此，我们团队中的一名成员杨卫对生命绿洲艺术团进行了走访，并将他们的故事记录了下来。

1. 生命绿洲艺术团团长——陈莉华

1999年，陈莉华被诊断出患有乳腺癌。面对这一残酷的事实，陈莉华想过轻生，是家人的关爱让她挺了过来。

采访陈莉华的时候，距离她被诊断出乳腺癌已经过去了21年，她看起来与常人无异，说起话来中气十足，乡音未变。

当年，陈莉华出院后在公园散步时，偶遇北京抗癌乐园在做活动，便加入了他们其中的一支名为生命绿洲艺术团的队伍。2010年北京康盟慈善基金会注册成立，机缘巧合，陈莉华结识了当时北京康盟慈善基金会的负责人，不久后，生命绿洲艺术团便正式加入北京康盟慈善基金会，并由陈莉华任基金会生命绿洲艺术团的团长，基金会也专门为艺术团开辟了一间多媒体功能厅，并为她们聘请专门的声乐老师和舞蹈老师。在陈莉华团长的带领下，艺术团的团员们本着"欢乐抗癌"的精神，坚持每周两次的舞蹈训练。

说起生命绿洲艺术团，陈莉华作为团长，言语之间满是自豪与感激。自豪于团员们一起取得的优秀成绩——2017年，艺术团获得了"老年海上电视艺术节活动"金奖。同样是在2017年，由于艺术团对老年文化传播做出了突出贡献，特被授予"老年文化典范"集体荣誉称号。这些荣誉，被陈列在基金会的长走廊里，一抬头就能看到。艺术团获得过的荣誉其实不止于此，陈莉华向我们提起一年一度的全国舞蹈大赛，她说那是艺术团参加过的规格最高的一场比赛，团员们想要突破，便一致决定跳一支现代舞。她们编了一支名为《呐喊》的舞蹈，舞蹈展示的是她们一路抗癌的经历，初期的痛苦，以及相互的鼓励，被展现得淋漓尽致。凭借这支舞蹈，她们顺利通过了初赛、复赛，最后于决赛中获得了三等奖的殊荣。那天，我们聊了许多，说到激动处，陈莉华手舞足蹈，脸上洋溢着喜色，眼眶却有些红了。

陈莉华说道，病友们通过艺术团这种形式聚集到一起，大家一起锻炼身体，交流病情，分享抗癌经验，互相开导，保持乐观的心态，是实实在在地从中受益了，她认为应该让更多人从中受益。

除此之外，团员们练舞之余的生活也格外丰富多彩。陈莉华告诉我们，她从2019年开始学习德语，并顺利通过了A1考试，同时被评为了"优秀学员"。至于陈莉华为什么选择学习德语，我想，应该要从她的女儿说起。

被诊断出乳腺癌的时候，陈莉华的女儿即将从中央音乐学院毕业，原计划去美国继续深造。突如其来的病情很快花费了大把大把的钱，这些大都是为女儿积攒的学费。为了不让妈妈担心，女儿申请了免费的德国大学，此后便在德国定居。提起她的女儿，陈莉华显得非常骄傲，她说，女儿在毕业时博士论文拿到了非常优异的成绩，现在一家翻译公司工作，同时精通5国语言。不过，她又告诉我们，她的女儿也同样被诊断出患上了乳腺癌，受到妈妈的影响，女儿在德国同样参加了针对癌症患者的公益活动。母女俩时常通过电话沟通交流。陈莉华说，她的女儿有意愿跟国内互相交流这方面的经验。

除了艺术团日常的练舞之外，团员们还积极投身于公益事业，时常参加医院汇演，演出结束后与医院患者沟通交流，用自己积极乐观的心态去感染每一位患者——这比让患者跟自己的家属交流更加有用。她们用自己的事迹鼓舞着患者积极向上，不使她们丧失对生活的希望。

2. 生命绿洲艺术团副团长——黄洁

黄洁是一个典型的北方人，初次见面时她的热情爽朗就感染了我。

黄洁在2008年被确诊为乳腺癌。起初，她有些自闭，成日里闷闷不乐。知晓生命绿洲艺术团全因偶然在电视上看见他们的演出，她说，她仿佛"从中看到了希望与未来，或许我的生命之舟将要从这里重新起航"。于是，黄洁找到了生命绿洲艺术团并加入其中。

黄洁的兴趣爱好非常广泛，喜欢服装设计、画画、化妆、弹琴、跳舞、打球。虽说喜爱跳舞，但由于没有经过专业训练，一开始，黄洁的舞感并不好。也由于刚刚加入艺术团，黄洁一时间也有些羞于去跳。令她感动的是，团员们都十分友好，一个个不厌其烦地为她示范，手把手教她。她自己也非常刻苦，回家后也坚持反复练习。一段时间过后，舞技有了很大的提升，这令她非常有满足感。

每周的排练时间成了她最期盼的事，团员间互帮互助，无话不谈，大家一同分享趣事，或是敞开心扉倾诉不顺。大家因相同的经历走到一起，又因共同的爱好携手至今，黄洁和团员们早就把艺术团当成了自己的家。

而黄洁的爱好，使得她在艺术团能够更加发光发热，并借此来回报团员们对她的厚爱——定制或者购买服装时，她会用自己的服装设计知识从色彩、造型上给予一些建议；上台表演前，尽可能帮助团员们化舞台妆。除此以外，热情爽朗的性格，又让黄洁可以更快帮助新加入的团员消除因陌生带来的不适，以及因病痛带来的心灵创伤，她称之为——"话疗"。

生命绿洲艺术团创立至今，团员们来来去去，每年都会有新人加入。为了给新人消除陌生和不适应的感觉，黄洁会主动同新人聊天，向她们介绍经验，帮助他们融入团体，给他们精神鼓舞，抚慰他们的心灵。

除艺术团的日常外，黄洁提到了医院汇演的事情——心音坊项目①。她印象最深的两件事，一件事是北京大学首钢医院有个80多岁的老爷爷，他很喜欢拉二胡，艺术团去医院慰问过很多次，爷爷总是跟着艺术团一起演奏或者伴奏，每当这时，爷爷总显得非常开心。有一次去，护士跟她们说，爷爷已经盼了她们很久了。这种给患者带去欢乐，同时被人需要的感觉，让黄洁和艺术团团员非常触动。还有一件事是某次艺术团将要离开医院的时候，一位老爷爷请她们演奏一曲《共产党好》。黄洁说，老爷爷听着，泪流满面。

我想，这大概就是公益的力量、歌舞的力量吧。生命绿洲艺术团的成立，使得这些病友聚集到一起，他们通过歌舞锻炼身体，从歌舞中抚

---

① 心音坊——用音乐传递爱，是由北京大学肿瘤医院唐丽丽教授发起，北京康盟慈善基金会向医院资助钢琴，共同设立的公益品牌项目。北京大学肿瘤医院开展的心音坊项目是国内首家。通过音乐演奏等艺术形式，营造温暖的医疗环境，缓解患者心理压力，传递医患和谐关爱，注入生命力量。

慰心灵，从歌舞传递的精神中汲取力量，又将这些力量从艺术团传递到医院，传递到社会各地。

探索四：医疗卫生人员培训项目（支持卫生健康行业发展专项）

作为一名医疗工作者，我宣誓：

把我的一生奉献给人类；

我将首先考虑患者的健康和幸福；

我将尊重患者的自主权和尊严；

我要保持对人类生命的最大尊重；

我不会考虑患者的年龄、疾病或残疾、信条、民族起源、性别、国籍、政治信仰、种族、性取向、社会地位或任何其他因素；

我将保守患者的秘密，即使患者已经死亡；

我将用良知和尊严，按照良好的医疗规范来践行我的职业；

我将继承医学职业的荣誉和崇高的传统；

我将给予我的老师、同事和学生应有的尊重和感激之情；

我将分享我的医学知识，造福患者和推动医疗进步；

我将重视自己的健康，生活和能力，以提供最高水准的医疗；

我不会用我的医学知识去违反人权和公民自由，即使受到威胁；

我庄严地、自主地、光荣地做出这些承诺。

——《希波克拉底誓言》

2017年，世界医学会（WMA）大会

医务人员是战斗在"疾病与健康""生与死"战场一线的从业者。在面对诊疗的话题上，如何更好地支持我国的医务工作者，也是推动社会进步、医疗公益发展的重要的内容。在支持医务工作者的探索中，我们开展了众多的极具社会价值和意义的公益活动。为了推动基层核酸检测能力建设和教育，我们开展了"呼吸道感染性疾病核酸检测能力建设百千万工程项目"辐射带动近千家基层县级医疗机构专项能力建设，帮助全国医学检验与临床近万名专业人才搭建全面的能力培训及继续教育平台；为了推动地方县级医院医疗技术水平的发展，提升县级医院细菌与真菌感染的实验室检测能力，我们开展了"中国县级医院细菌与真菌感染实验室能力提升项目"，汇集国内的权威专家，支持国内500家县级医院和医生；在中国西部地区，我们开展了"西部影响力—2020年中国西部肝癌领域诊疗技能培训与提升项目"，通过线上线下相结合的方式，面向西部肝癌诊治相关科室医生，结合肝癌领域诊疗需求，分享行业热点；为了响应国家政策号召，进一步鼓励支持有志于血液肿瘤科学发展的医生积极开展血液肿瘤领域的科学研究，推动我国血液肿瘤疾病的预防、诊断和治疗事业不断发展，我们还开展了"中国血液肿瘤科研公益项目"，面向全国血液肿瘤医师募集优秀的科研案例，通过征集各血液肿瘤领域相关课题，利用先进的检测手段、危险度分层评估、调研分析、数据库建立、预后分析等方案，全方位地推动我国血液肿瘤的诊断及治疗……我们通过公益项目的方式，促进我国卫生健康领域的宣教和知识的普及、推动卫生健康领域专业人士的学术交流，支持各学科领域的专家开展医学卫生领域的专项研究，并将成果最终回馈社会。

2020年一场突如其来的新冠肺炎疫情，让全世界陷入危机，一个小小的病毒，向全人类的卫生系统发起挑战。多难兴邦，在巨大的艰难险阻面前，中华民族从未退缩，在疫情最严重的武汉，各地的精锐医疗队纷纷前往支援，全国上下共克时艰，同心协力，取得了积极而卓越的成绩。在全球抗疫这样一个特定的背景下，2020年3月末，我们开展了一个非常特别的公益项目"新冠肺炎疫情防控国际经验分享会——暨健康中国国际公共卫生管理培训项目"。我们邀请到了国家卫生健康委高级别专家组组长钟南山院士、高级别专家组成员李兰娟院士等专家向全世界介绍中国抗击疫情的经验，并与国际专家展开讨论。我们通过线上会议的形式，搭建了公共卫生与医学的交流沟通平台，分享疫情信息，解读中国的抗疫防控理念和做法，面向广大抗疫工作者提供疫情前瞻。

　　如何快速梳理和普及抗疫经验和教训？如何从政策和应急防控的角度进一步强化多领域合作？如何将这些政策、方案、技术、理念等切实有效地普及推广到全社会？健康中国国际公共卫生管理培训项目带着这样的思考，结合抗击新冠肺炎疫情的实战，开设了多维度的线上公共卫生管理培训。"健康中国国际公共卫生管理培训项目"准确地说是一个系列课程，专门为广大卫生领域的实务管理者和一线临床医护及专业人士设计的在线互动培训。课程不仅以本次新冠肺炎疫情为切入点，还邀请了国内外一流学者和一线工作者，包括从武汉归来的医疗援助队，介绍公共卫生、院内感染、新科技应用、医学人文及医患关系、全球化背景下中国医护的担当、媒体管理等各方面的知识与技巧，分享案例和工作经验。帮助广大医疗管理者和医护工作者提升公共卫生素养，增强应对突发公共卫生事件的意识和技能，提高有效防范和处置的能力，与国际公共卫生管理专业的理论体系相结合助力中国公共卫生管理水平的提升，最终以培养一批具备良好公共卫生素养的医疗卫生队伍。

第三章
卫生健康公益
领域内控体系

第一节　背　景

近年来，中国的社会组织发展迅速，募捐业务随之快速增长。面对新形势下的组织发展，内部治理、内部控制、风险与合规等建设显得尤为重要。但是公益组织行业中，内部控制管理机制上相对于企事业单位要薄弱很多。而公益组织财产的社会公共属性，以及慈善捐赠中"爱心"或"道德"等非理性因素的存在，这一双重特性使很多以"亿"为单位计量的公益组织，在面对内控治理时，难度并不亚于一家上市公司。同时，自2008年我国发布《企业内部控制基本规范》以来，内控行业在我国的上市公司、小企业、行政事业单位发展迅速，"严格执行内控制度，加快推行内控规范体系，提升内控有效性"也成为近年来内控领域的主旋律。在近两年发布的"民政部办公厅关于开展社会组织抽查审计的通知"中，我们看到了文件的措辞由2019年的"了解内部控制制度建立情况及执行有效性；评价内部控制系统是否健全且有效执行"变更成2020年的"检查慈善组织（基金会）内部控制制度建立及执行有效性情况"，由"了解、评估"变成"检查"，一个词的调整，更加凸显出内部控制的重要性。基于这种现状，我们根据公益组织内控管理经验，编制了这套面向卫生健康公益领域的内控体系，希望与各公益组织共同交流探讨。同时，为了便于与慈善组织各领域同行互通，我们参考了国际上常用的COSO模型和我国2010年发布的《内部控制应用指引》，从公益组织实务角度出发，整合了卫生类非公募基金会实践的特点、业务模式和管理方式等，探索性地编制了这套内控标准体系。本书呈现给大家的这个版本，正是我们在实际工作中所运用的。我们从2017年开始编制1.0版，基于我们自己的业务模式每一年进行一次修订，历经了4年的实践摸索和尝试，并仍在努力更新与完善。为了更好地展现给读者，便于读者阅读，我们希望尽量以一种相对轻松的阅读方式分享给大家。我们从以下三个方面对我们所探讨的内控，做一些简单的介绍。

话题1：我们到底该如何定位公益组织的"内控"？

在公益组织领域，尤其在以基金会为代表的慈善组织中，我们往往很难像大型企业"三道防线"一样构建一套全面而完备的监督管理体系，这既可能会受限于公益组织的内部治理结构的实施有效性，也有可能会受制于战略、成本、技术、管理等诸多方面的原因。至少在2018年之前，我们很少看到基金会的组织架构中出现内部控制、内部审计、风险控制、质量改善与控制、QA、合规等一系列的岗位。但是没有这样的岗位并不代表基金会不存在内部控制，也并不妨碍组织中实质存在的内控环节和关键节点控制。但是，我们这里所探讨的内控，更多地定位于独立的内控部门独立开展监督业务。在成本有限的前提下，该部门可能定位集合了以上的内控、质量改善、风控、合规、内审等一系列职能或部分职能。换句话说，根据各组织的实际情况，可将这些岗位统一成"五位一体"的"内控"模式，也可以独立分出不同的岗位，但考虑到实际的公益组织特点，我们更倾向于整合，并使用"大内控"[①]这样一个概念，以便于工作需要。

话题2：独立的内控有必要吗？

我们先来回答"内控有无必要"这个话题，再来看是否应该"独立"。我们的观点是，适合自己的才是最好的。我们相信在无内控的组织中，优秀的个体完全是可以做好工作的，尤其是在规模比较小或者刚成立的组织，我们甚至认为没有独立的内控岗反而是一件好事，灵活的运作模式往往会帮助组织快速地发展起来。或者，此时应该更多地关注生存问题。而且很多时候，我们看到很多组织在自有业务管理和职能部门

---

① 说明：在实际工作中，由于我们采用了"大内控"的方式，本书中所介绍内控体系均是基于整合模式来介绍的。

的良性运作下就可以良好地运转。此时"独立的内控"不一定是必要的。而当一个组织，处于高速增长期，快速发展带来大量新的业务和涌入大量的新员工时，一套适合组织自身发展的内控体系，是组织发展中极为必要的部分。如何既能让公益组织平稳健康地发展，又能让组织在高速发展中识别管理好风险，一套行之有效的内控体系就显得极为重要。那么，内控为何要独立？在实践中，为了节约成本，我们曾尝试使用自查、互查等方式组建"内控团队"，我们发现这种方式在开始的时候还是有一定的效果的，但随着时间的推移，这种方式的成效越来越弱，内控这项工作本身也很难提升和发展。毕竟既当"运动员"又当"裁判员"这件事，本身就存在矛盾，所以当公益组织明确要做内控时，就需要决策层果断抉择，组建独立团队，少走弯路。此外，我们再提示一点，这里我们使用的是决策层，而不是单方面的核心管理层，这点很重要，只有上到决策层，中到管理层，下到各部门员工，上下统一认识，内控才会有良好的土壤良性发展，这里我们也不再做过多的阐述。

话题3：内控体系？

是的，内控应该是体系化的，而不是孤立的某种监查活动。2017年的时候，我们曾使用"简单粗暴"的方式实施内控，也就是我们经常见到的"定标准＋做检查"。这种模式我们探索了近2年的时间，在2018年末的时候，我们遇到了瓶颈，我们发现现有的模式组织很难进一步的提升和突破，痛定思痛，我们开始反问自己一连串的问题，"到底是出了什么问题？""内控难到就是这样做的吗？""如果不这样做我们还能怎么做内控？"随后，我们推翻了原有的内控模式并进行了自我批判和否定，并进行了重新设计，将原有的简单粗暴方式彻底变革，并规划了以"管理"为导向的内控体系，以推动组织的良性运转。在这种定位下，经过了一年的实践，在内控数据的表现上，效果得到了明显提升。在2020年底，由于管理成本和业务模式多样化等因素，我们在原有的"以管理导向"的基础上，将专项核查进行剥离，并独立出"以风险导向控制机制"，重新规划并增加了风险管理的方式。全新规划的风控模式更多地依赖于现有机构信息化整合，将财务、业务、档案、人事、工作流等多个"信息孤岛"打通，并将组织的风控点植入整合系统之中。由于实施的工程量较为庞大，我们目前也正处于开发和探索阶段，本书不做过多的阐述，我们将更多介绍我们目前较为成熟的管理导向的内控模式，简述以风险为导向的内控思路。至此便形成了与大家分享的内控体系，即"管理导向＋风险导向"相统一的模式，具体内容我们将在接下来的章节中详细阐述，这里不再做过多的介绍。

但是，内控的体系是否就应该是这个样子呢？我想"否定之否定"的原理已经告诉了我们答案。由于我们的知识能力和水平所限，本书所介绍的内容，更多的是希望给大家一种借鉴思路，我们不希望用现有的内控模式绑架读者的思路，毕竟每一个组织都有自己的特点，适合自己的内控体系才更重要。

第二节　内控体系概述

准确地说，我们在2017年的时候开始探索内控这一领域。在这之前，我们这个团队主要从事公益项目和管理中心方面的工作，"内控"这个词在我们当时的认知领域里面基本上是一片盲区，而且当时也几乎很难找到关于公益组织内控方面的资料，所有的工作只能"摸着石头过河"。但好在我们方向很明确，"内控"无论怎么做，目的只有一个，就是希望通过某种方式使自己的组织做得更好。于是，在明确方向的指引下，我们将内控解读为两大板块，也就是我们上文所提到的"以管理为导向的内部控制"和"以风险为导向的监控体系"（图3-1）。这两个内容互相独立又有交集。如果我们用更加简明扼要的语言来描述这两个维度的做法，

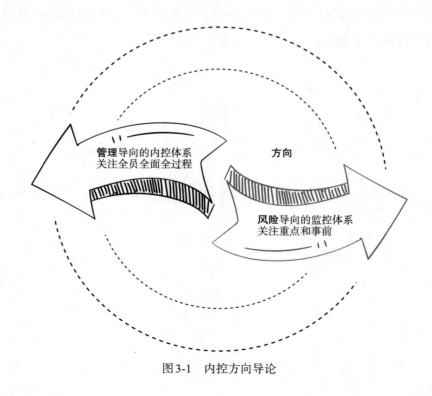

图3-1　内控方向导论

实际上就七个字——全面深入抓重点。"全面深入"是我们对管理导向的模式概括，"抓重点"是我们对风险导向模式的描述。我们认为这两种模式结合，内控才更有效果且更有效率，更能够为组织创造价值。实际上，在我们自己的实践摸索中，两种方式还是有先有后的，由于早期的精力有限，我们开始的时候选择了"以管理为导向的模式"先行，我们当初的想法很简单，慈善组织的风险承受度相对较低，做好全面内控工作，风险问题便迎刃而解（在今天看来，这个观点是不对的）。但面对这种选择我们也是幸运的，正是由于优先选择了全面全过程的管理模式，制定了系统性的内控标准，风险控制才有了更好的土壤和更高的起点。于是我们从最擅长的项目管理和运营管理领域开始尝试探索，并逐步拓展到人事、财务等各个职能单元。

以管理为导向的内控体系——生命树理论。我们认为内控是有生命的。如果我们将内控比作一棵大树，在视觉上我们最先看到的树叶和果实，就代表了一个慈善组织的三大基本业务"募""捐"和"保值增值"，大树的枝干则代表了支撑组织运作的支持业务单元和内控框架，我们看不见的树根，则是维系整棵大树生长的基础，即内控基础，比如组织的思想价值观的认识和统一、知识库的沉淀、人才梯队等（图3-2）。而一棵树能否茁壮成长，如何保证其硕果累累——即如何保证一个组织的"高质量发展"呢？我们认为必须要有足够的动能推动其运转。树的成长离不开阳光雨露浇水施肥，那么在管理上我们使用培训考核与实践；成长过程中离不开定期检查虫害、扶正生长，我们采用监督检查和纠正与预防措施（CAPA）；而遇到枯枝和多余的枝条就需要及时修剪以保证结出硕果，我们使用奖惩和标准修订的方式，如此往复的循环。这样便形成了闭环内控的运行机制（图3-3），即将内控体系落实到实际工作中的重要抓手。

内部控制"外圆内方图"。如果我们将内控这棵大树，以一种更加

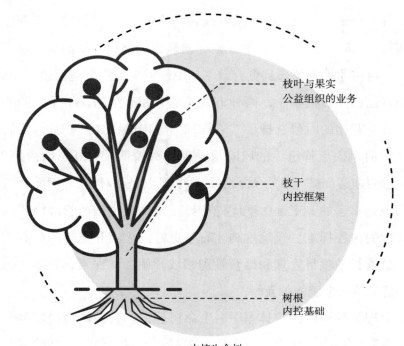

枝叶与果实
公益组织的业务

枝干
内控框架

树根
内控基础

内控生命树

图3-2　内控生命树

切合实际工作的方式来表达，就形成了我们在实践中使用的内部控制
模型——"外圆内方图"（图3-3）。整个体系的结构由一个内部的正方
形和一个外部的圆环构成。内部的正方形我们称为内控标准体系，用
以承载内控的内核，外部的圆环我们称为内控运转的机制，是内控得
以落地的推动力，这样便形成了内控的两个维度，一个是内控的"系
统"层（内部的正方形，以下简称"内方"），另一个是内控"机制"层
（外部的圆环，以下简称"外圆"），二者有机结合、均衡协同。以内方
的"系统"性标准规范组织运作并逐步优化，以外圆"机制"的运转促
进"系统"有效地落地，形成公益组织特色的内控体系结构。而"外圆
内方"这个词，从另外一个角度上看，也恰好反映了内控从业人员应具
备的一种素质，灵活处事，沟通上讲求圆润的策略，性格不强不弱，同

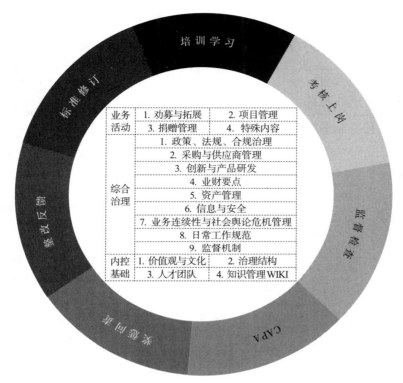

业务 活动	1. 劝募与拓展	2. 项目管理
	3. 捐赠管理	4. 特殊内容
综合 治理	1. 政策、法规、合规治理	
	2. 采购与供应商管理	
	3. 创新与产品研发	
	4. 业财要点	
	5. 资产管理	
	6. 信息与安全	
	7. 业务连续性与社会舆论危机管理	
	8. 日常工作规范	
	9. 监督机制	
内控 基础	1. 价值观与文化	2. 治理结构
	3. 人才团队	4. 知识管理WIKI

图3-3 内控体系

时内心保持一种不变的正气和原则。

具体来看，内方的"系统"共有三层，从下至上分别是：内控基础、综合治理和业务活动。内控系统中的各层级不是孤立存在的，三层相互渗透，互相支撑。外圆的"机制"分为七个部分，按顺序依次为：培训学习、考核上岗、监督检查、奖惩问责、整改反馈、纠正预防、标准修订，之后再到培训学习。这七个维度形成循环，在实践中不断穿行于内控的管理活动中，以推动内控的运转。七个管理过程，看似很简单，但实际上，如果要切实做好每一个环节，是要花很多的心思、精力和成本的。这里我们不再做更详细的分解，以便于读者建立对模型的整体感知。

以风险为导向的监控体系（以下简称"风控"）是我们目前正在探索的体系，对于风控的理解，我们认为风控更多的是一种思路和方法，实操上其更多定位在"全员风险意识、控制的事前转移、系统化监测机制、对重要风险点的追踪、专项核查"等内容，我们将其从原内控模型中剥离，使之独立以便更加系统化剖析、完善和改进。这里需要注意的是"风险导向的模式"是内控的一个重要部分，而不是作为内控体系的补充而存在的（图3-4）。

那么，公益组织的风控究竟应该怎样做？或者它究竟是什么样子？我们提出了以下的设想并不断在尝试。

除去风险意识层的内容之外，我们认为风控在管理形式上应该是一个全面信息化的平台。在平台之上我们能看到完整的公益组织"风险地图"，以便按图索骥。从表现形式来看，通过"风险红绿灯"的视角，识别并观测所有的风险点，并且每一个风险点均具备动态预测机制。在机制上，事前通过立项关键点监测，反映整体的业务风险等级和关键风险点，同时，将业务要求和控制整合，建立数学计算模型，提前预警风险；事中通过重要风险控制点的监测，使管理层关注"红灯"风险点控制情况，并在"风险触发机制"下，监测风险升级的事件，随时采取管理行动；事后随时调取内控核查结果，通过内控结果反映出来的风险等级，跟进业务的开展，并随业务的进展追踪控制风险情况，调整风险级别……

而实现这些，就需要公益组织具有强大的风险管理机制体系和信息化整合的能力，对于公益组织的要求也相对较高，当一个组织的业务规模发展到一定程度时，成熟的风控体系就显得极为必要。对于企业来说，如果有100个商业项目在运作，其中只要有一个商业模式取得了成功，很可能这个企业就已经成功了。但是对于公益组织，100个公益项目只要有一个项目出了问题，可能整个组织都将面临极大的生存压力。这也是一

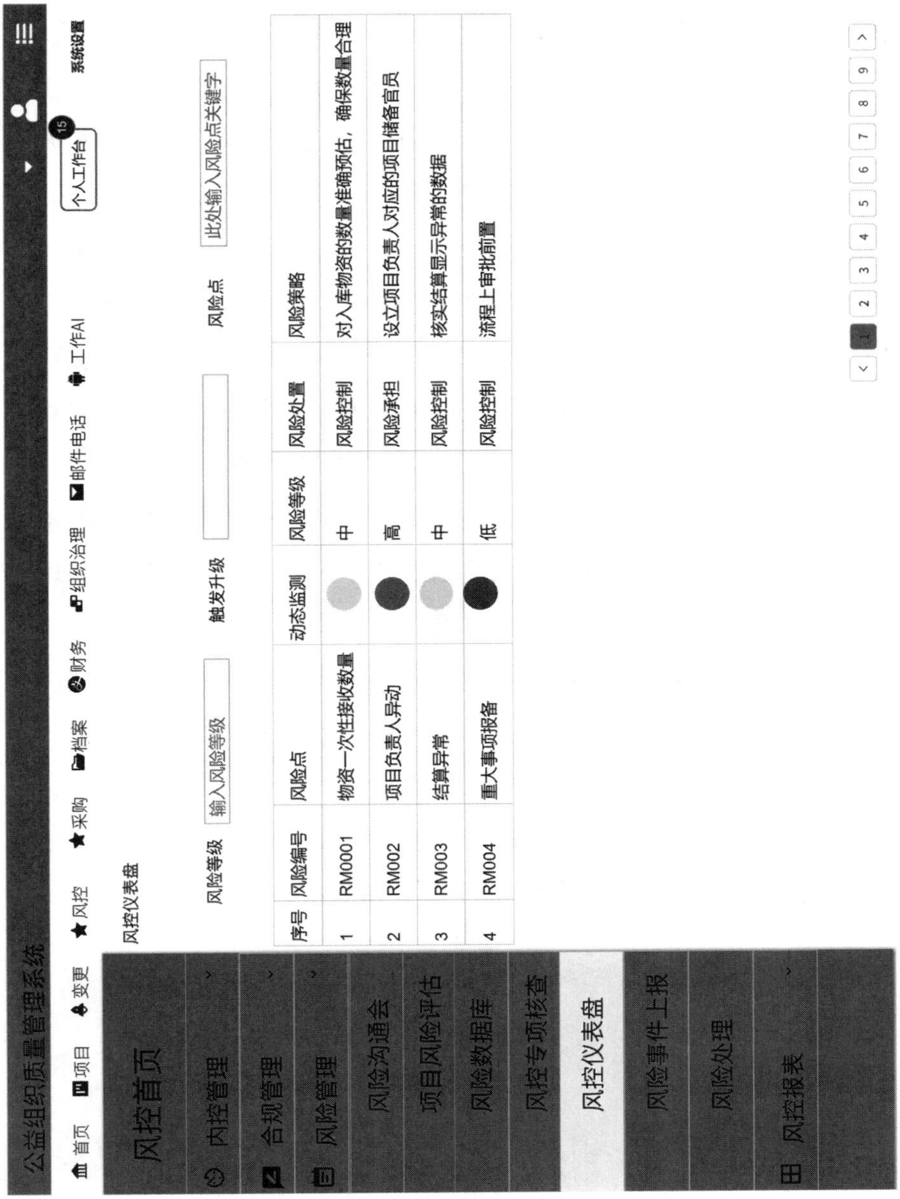

公益组织质量管理系统

首页 项目 变更 采购 风控 财务 组织治理 邮件电话 工作AI 个人工作台 15 系统设置

风控首页

内控管理

合规管理

风险管理
　风险沟通会
　项目风险评估
　风险数据库
　风控专项核查
　风控仪表盘
　风险事件上报
　风险处理

风控报表

风控仪表盘

风险等级 [输入风险等级] 触发升级 风险点 [此处输入风险点关键字]

序号	风险编号	风险点	动态监测	风险等级	风险处置	风险策略
1	RM0001	物资一次性接收数量	●	中	风险控制	对入库物资的数量准确预估，确保数量合理
2	RM002	项目负责人异动	●	高	风险承担	设立项目负责人对应的项目储备官员
3	RM003	结算异常	●	中	风险控制	核实结算显示异常的数据
4	RM004	重大事项报备	●	低	风险控制	流程上审批前置

< 1 2 3 4 5 6 7 8 9 >

图3-4 风控仪表盘

个公益组织在快速发展壮大过程中面临的最大困境之一。

　　从实际工作的角度出发，我们希望在"风控"的话题上能与大家有更多的交流，接下来我们将实际工作中的风控体系实施思路分享给大家，供大家参考。我们认为风控的落实，第一个维度是思想意识层。在实务的探索中，我们采用的是引导式"小组风险沟通会"，为了能取得更好的效果，我们根据业务模式对全员分组，并与特定的小组交流风险意识和风险管理的理念。第二个维度是关于风险机制建设维度，这是一个长期的且需要不断优化完善的环节。我们通过建立"立项风控点评价工具"将内控前移；通过梳理"风险点汇总库"评估风险，整理重要风险点，并不断更新与分享；通过设定"风险阈值与触发机制"的方案，将算法与软件整合，以期未来实现系统化；通过"风控管理方案"将专项核查、风险的发现、应对、跟踪、分歧上报等工作落实。第三个维度是关于软件系统规划。我们选择从机构层角度出发建立风控系统，将风险管理的机制，通过软件来实现，编制指标体系，实时监测和预警，将敏感可测量的异动数据构建成易跟踪的可视化仪表，以实现便捷的管理监控……这些是我们目前正在努力尝试的工作，鉴于探索尚处于初级阶段，我们不再做过多的阐述。但是，在这项工作的推动过程中，我们越发地感觉到风控的分量之重，以及对未来的行业发展的重要性，所以迫不及待地将上述的这些实践和想法进行粗浅的分享，借此抛砖引玉。

第三节　以管理为导向的内部控制

本节我们将以管理为导向的内控体系分享给大家。总的原则不变，适合自己的才是最好的，希望读者能够自行鉴别。在管理导向的内控模式中，我们希望从全面性角度出发，通过内控标准的建立完善组织的内部价值链体系，打造组织的核心竞争力，形成组织的品牌影响力，用爱心运营品牌，以匠心打造品质。

一、内控机制

内控机制是整个内控体系的外圆环部分，分为七个板块，是推动内部方形内控标准落实的重要保证。如前文所述七个部分按顺序依次为：培训学习、考核上岗、监督检查、奖惩问责、整改反馈、纠正预防、标准修订，之后再到培训学习的循环闭环。"机制"运转要从组织的实际情况出发，而非直接套用。接下来，我们将从实践中的探索着手，逐一将我们的思路分享给大家，供读者辨析与思考，尽量避免枯燥的制度和表格的罗列。

1. 培训

应该说这是每个行业通用性极强的版块，同时应该也算是老生常谈的话题。但恰是这样一个普通不能再普通的版块，在公益组织中似乎做得并不令人满意。我们在平日的交流中发现，在公益组织中好像很多本应该通过培训解决问题的，往往需要通过外援才能解决，而这种行业现状普遍存在。从内控的角度出发，我们将培训定位在事前的控制。比如一项要求或制度的发布，必然应伴随着相应的培训，而培训本身对各个公益组织来说好像并不容易。探索培训的模式，是我们工作的重要内容之一。2020年的新冠肺炎疫情，让线上培训的方式逐渐成为一种习惯。

在这种背景下，促使我们也将培训分成线下和线上两种方式，两种方式互为补充，各取所长，同时，配合工作中的言传身教，以及一些行业的外训，通常来说，是可以解决大部分问题的。而我们认为培训工作不应该仅仅如此，我们更倾向于公益组织形成自己的培训体系。通过汇总员工需求，梳理体系化培训课程，将价值观、战略、管理、方法、技能、业务、知识、能建提升等各个维度的培训课程系统化、精品化、视频化，同时将线上线下内训外训的影音资料通过知识库全员分享，逐步沉淀形成完善的培训体系——或者形象地称之为"公益大学"。这是我们规划和运作的培训版块。

2. 考核

另一个普通到不能再普通的话题。培训通常应伴随着考核，尤其某些"规范要求"类培训。这个版块在实际的工作中一直以来被大家所忽略。我们在日常管理工作中采用首考加补考的机制设定考试要求，并通过答题判卷的模式逐渐积累形成试题库。在工作中的考试到底有多大的必要性，我们听到很多一线员工反对的声音。从管理者的角度，应该听到这些声音，同时更应该推动考试制度的落地。是否应该考试我们不需要无意义的讨论，毕竟每个人从小到大都经历了数不清的考试。我们很难想象一名员工上岗前考核不通过，基本要求考试不及格，似乎也完成了工作，却在组织中有良好的发展。

3. 核查

监督检查是我们在实践的工作中摸索时间最长的一个版块。检查既是对工作的梳理，也是一种改进和提高，更是一种学习和交流。在内控中永远不会缺席检查这个版，在实践中也感触颇多。在没有核查时，是否人人各尽其职往往很难量化。但是，经过几轮的核查后，结果是让我们很震惊的，数年下来，一个小小的组织竟然累计缺陷千余项，个别缺陷甚至会屡次发生。"审查一项，规范一块，促进一片"是我们所期望的，多年的核查经历让我们发现，无论怎样反思、否定和总结，只要你查，缺陷总会存在，就跟海绵里的水一样。在质量管理中，有一个词来形容这种现象，称为"持续改进"。

事实上，如果我们用今天的项目质量对比3年前，本质上的改善还是极大的。从实践的角度，我们认为以下3件事对核查来说是很重要的，借此机会提供给同行们以此为鉴。一是避免核查本身的缺陷：这是听起来很奇怪的一句话，具体来说可以理解为避免一线人员视角"只见树木，不见森林"，更多地关注系统性，而不是聚焦在某一个执行缺陷，比如，当核查发现未实施文件备份，要多问一句真的是没有备份这么简单吗？二是不做"纸上谈兵"：诚然，资料本身很重要，项目最终的呈现往往就是这堆纸质文件，但纸质文件不是全部，我们更倾向于回归一线，坐在办公室里是不会知道真实的项目是什么样子的，只有深入一线你才会还原更为真实的项目，并给出合理化建议。三是关注预防：核查作为内控的手段，不是终点，不应该作为"救火队"存在，而应该将更多精力放在消防意识、逃生演练、防火设施等日常工作之中。

4. 奖惩

公益组织中是否应该实施奖惩，这是一个无法回答的问题。行业中很多基金会的现实情况、人员背景、工作环境都相对复杂。当管理者面对一柄双刃剑时，会如何选择？这确实需要勇气来面对。我们在规划内控架构的初期义无反顾地选择了这柄利刃，并将其与监督检查相结合，直至今天，这柄双刃剑伴随我们前行多年，并仍将继续。我们认为，在管理上奖惩问责不应该作为一道选择题存在，而良好持续的奖惩政策应该是奖罚分明，偏重激励。我们在实践中有两种做法并行多年，一种是相对法排名，另一种是绝对值缺陷率判定。两种方式各有优势，具体如何取舍还要看具体的业务情况。公平性作为奖惩政策的核心属性，我们需要明确奖惩的目的是什么？依据是什么？对象是谁？奖惩的方式是什么？规则是什么？方案是什么？计分或计量的细节条款是什么？实施的流程是什么？每一项都应清晰界定，征得各部门的意见和决策层的决议，同时在全员范围内宣教并书面确认。

5. 改善

即改进与完善政策，这是一个相对繁杂的维度，普通的缺陷我们通常使用整改来实现。但并非所有的问题都是由整改、沟通会和跟进来控制的。在实务中，一些重要维度的缺陷，我们会使用到"纠正与预防措施"（CAPA）的管理思路来处理。由于CAPA机制的复杂性，这是我们唯一希望通过枯燥工具罗列的方式来介绍的维度，希望给到大家更多的启示。整个CAPA包括5个维度，分别为：启动、描述与分析、措施、检验、关闭，此外还包括一个特殊程序变更，在质量改进与完善的制度和流程要求下具体实施。关于CAPA机制具体的工具见表3-1～表3-5。

表3-1　启动表

CAPA-2020-QD001

CAPA流程启动（内控部发起）	
缺陷识别	
来源：□重大缺陷　□核查发现确有必要的重要缺陷　□CAPA复查中发现同类缺陷　□其他	
填写人：	日期：

表3-2　描述与分析表

CAPA-2020-FX001

缺陷描述（缺陷当事人填写，3个工作日内完成，发给内控部）		
是否抄送秘书处	□是	□否
1. 缺陷描述		
问题	答复	
时间		
地点		

在流程中的哪一步（什么环节）

涉及的人员

发生具体过程（不少于30字）

2．缺陷的影响范围和严重程度（不少于50字，至少2项）

（1）对财务上的影响（如有）

（2）对业务/项目的影响（如有）

（3）对本单位的相关影响（如有）

（4）对外部合作方的影响（如有）

（5）其他（如有）

3．与缺陷相关的利益方有哪些（捐赠方、供应商等）

4．缺陷的报告情况？（是否发现缺陷并且及时上报）

5．目前状态如何？（缺陷是正在发生还是已经结束，是否会进一步扩大）

已经采取了什么样的措施？

已采取的措施是否已经明确记录？效果如何？

根本原因分析RCA（缺陷当事人及上级主管共同填写该表）

1．分析人员

2．缺陷发生直接原因

3．5why分析（需填满5次）

发生的缺陷/分析	原因
A（发生的缺陷）	B（发生缺陷A的直接原因）
为什么会发生B	C（发生B的原因）
为什么会发生C	D（发生C的原因）
为什么会发生D	E（发生D的原因）
为什么会发生E	F（发生E的原因）

4．分析得出的根本原因

5．上级主管意见（不少于20字）

签字：

表3-3　纠正预防措施表

CAPA-2020-CS001

纠正及预防措施（5个工作日内完成，邮件发送给内控部）

行动项	内容	计划完成时间（≤40天）	措施负责人（签字）	措施监督人（签字）	SMART检验		确认（部门负责人签字）
1. 纠正措施（对缺陷的整改、补救措施）					S	合规性 有针对性	
					M	可衡量	
					A	合理、可操作的	
					R	与根本原因有关	
2. 预防措施（避免此类缺陷再次发生）					S	合规性 有针对性	
					M	可衡量	
					A	合理、可操作的	
					R	与根本原因有关	
3. 相关课程重新培训及考核考核							
4. 措施					S	合规性 有针对性	
					M	可衡量	
					A	合理、可操作的	
					R	与根本原因有关	

表3-4　跟踪与检验

CAPA-2020-JY001

跟踪及有效性检验（自计划完成日起5个工作日内完成，邮件发送给内控部）				
行动项目	措施负责人填写			部门负责人填写
	实际完成时间	未按时完成原因说明及计划完成时间（已完成，请填写"–"）	邮件附件（相关完成证明、效果确认文件或记录）	是否有效　签字
措施内容1				
措施内容2				
措施内容3				
措施内容4				
措施内容5				
措施内容6				
措施内容……				
秘书处意见（如经秘书处请填写）		签字：		

表3-5　CAPA关闭

CAPA-2020-GB001

总结评价及关闭（内控部填写）	
总结与评价	
签字确认：	日期：

6. 修订

修订是"外圆环"的最后一个环节，也是承接下一轮循环的起点。每年的年末，对于内控部门非常重要的一件大事，便是对全年工作的盘点。全年所有的日常缺陷记录、内控关键点、一线的反馈、第三方的审计、最新的政策、行政处罚、咨询记录等，都将作为新一轮工作的内控体系的优化素材，并在"内方形"中归纳和记载，这是一个去粗存精的过程，也是内控体系自我成长和升级的必经历程，并随着内方形维度不断完善而越来越精细化。逐步完善和优化的内部体系，将作为接下来的培训任务在下一轮的循环中不断地推行下去。此外，如果有可能的话，组织可以在外圆的模型中增加"评估"环节，通过以评促建的方式，进一步提升组织的能力建设。

二、内控基础

内控基础是整个内控体系内方形的最底层。是外圆环和内方形的重要结合点，由于其极为特殊的地位，我们单独分出一个章节做简单的介绍。

内控基础是整个内控体系得以运作的基础和保障，是整个内控的根基，我们也可以形象地使用内控环境这个词来描述它。如果没有这一层，就好比在一片戈壁荒漠中建设城市一样。我们试想，当机构某位负责人要做内控，结果大部分人员反对，决策层也认为可有可无，其结果可想而知。同时，内控基础作为"外圆内方"内控模型中外圆环与内方形的重要结合点，是"系统"与"机制"起效的唯一枢纽。无论是内方中各标准要求，还是外部的管理机制，都要依靠内控基础的框架起作用的。它就像组织一颗内生的种子，在它的内心深处有着强烈的生根发芽的欲望，如果这没有这样的一颗种子，外圆环和内方形都形同虚设，整个体系将因缺失内核而消亡。这也是我们曾在一些组织中看到内控团队随着时间的推移逐渐退出管理结构，或者最后作为整个组织的成本中心且无价值创造的那部门而被裁掉。所以我们将内控基础视为整个内控体系中的最重要的维度也并不为过。

对于内控基础，如果我们对其进一步分解，将分成四个维度：使命价值观和文化、组织治理架构、人才梯队、WIKI共享平台。这4个维度可简述成思想层、结构层、团队层和工具层。它们之间存在这样的内在逻辑。组织的使命与思想（思想层）决定了组织的战略和方向，战略规划指导形成与之适配的组织架构（结构层），因结构需要产生不同的岗位而招聘了不同的人组成团队（团队层），团队运作产生的组织过程资产沉淀在共享平台之上（工具层），最终形成组织的核心竞争力。在整个内控基础中的第一个维度是组织的"使命，文化与价值观"思想维度。这个维度虽然对于不同风格的组织不尽相同，也不具有复制性，但离开这个维度，内控基础将不复存在，就像我们在上文中提到的"生命树"没有了生命一样。思想的统一认识是内控基础的灵魂，指导整个框架体系。在结构上，不同的组织战略衍生出各种不同的组织架构，内控可以采取独立的职能部门形式向秘书处汇报，也可以在监事会下设该职能，但无论如何设置，总的原则是保持相对独立性并能够直线汇报组织高层。再次是人才梯队，在统一的思想价值观的指引下，按战略规划落实各岗位的人员和工作，各尽其职。而人的话题确是一个非常特别的因素，我们会发现不同组织的不同风格往往会随着团队核心成员的思维方式、处事风格的影响而产生非常大的差异。从长远发展来看，在统一的思想引领下，这种差异并不会影响组织的整体发展，但却给组织带来了非常鲜明的个性特征。最后一个维度，是内控基础中的工具部分。我们姑且使用我们在工作中使用的"WIKI共享平台"（图3-5）这个描述，如果简单点理解，我们可以将其视为知识管理平台。实际上，我们将组织过程资产、法规与政策、制度与规范、内部控制内核、知识与问答、经验与教训、培训资料、项目通用文件、模板库、常用工具链接等一系列内容在该平台沉淀更新、管理和共享，通过在线平台以支撑组织的持续高效运转。

在内控基础"内方"的最底层方形介绍之后，接下来将正式进入内控的标准部分，该内容相对比较枯燥，目前在本书中看到的内控条款是源于我们实际工作的标准体系，经过适当调整呈现给各位读者参考的。这些条款的应用真实的发生在我们这些年的内控管理工作中，条款的规定不仅仅是我们经历的总结和教训，很多条款的背后往往是一个个鲜活的故事。我们希望这些内容尽量不让人打瞌睡，但如果您对本章的条款

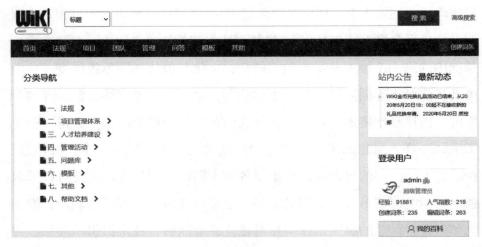

图3-5　WIKI平台

实在难以忍受，我们建议大家略过条条框框，直接查阅一些感兴趣的条款或释义体验可能会好一些。

● **内控标准总则**

在进入综合治理篇和业务活动篇的章节之前，我们首先对内控标准做总体的介绍，这部分内容是接下来两节内容的总纲，我们在分解内控正方形具体内容之前，我们需要对整套标准的使用逻辑和规则加以说明，以便于理解标准的使用。

1. 该标准为组织的基础标准（最低标准）

本书我们以通用版的形式呈现给大家，在组织中不论何种组织架构，如各部门另有特殊要求可经各部门审批后自行定义，但部门自定义标准与本标准存在分歧或低于本标准时，应以本标准为准。如因项目特殊情况，确需低于本标准的，该项分歧标准应经该部门的上级领导和内控标准制定部门书面通过后方可实施。

2. 责任判定原则

综合治理篇的标准具有综合性，具体实施时各部门员工应按其岗位职责履职，并承担岗位相应责任。责任的判定原则上取决于岗位的职责划分，如项目管理人员对其负责的项目承担责任，职能管理人员对其负责的业务模块承担责任，劝募人员对项目的前期沟通与捐赠人关系，以及项目设计、规划、合同、预算、续签等承担责任。若某个岗位未明确职责，则应以本原则为判定标准，具体判定方法详见分述标准中的"主要责任人"进行认定。

3. 标准的结构设置为总则和分述两部分

在具体标准中"内控项"和"具体内容"是标准的主体部分，而"实务参考应用"仅供具体核查判定缺陷等级时参考使用。内控部门有权独立对任一缺陷进行等级划分，有权独立判定某一缺陷是否应该被记录。如有未尽的内容描述或补充描述，内控人员应按各章节原则自行判定。

4. 标准使用方法与说明

首先，由于组织的发展变化，"责任判定原则"中定义的责任人可能会发生岗位对应上的分歧，但岗位职责无论何种变化，标准项定义的是对事的要求，所以标准要求不会发生变化。其次，标准的基本单位是条目，条目可以依据实际岗位或项目灵活拼接，快速组合，出现新型业务时，可在现有通用标准条目中筛选出相关条目，再增补该新型业务特有的标准条目，形成新型业务适用的标准，以便于管理者和使用者快速构建管理标准。当然该自定义标准应在审批通过后方可实施。

5. 推荐性条目

考虑到机构面临的政府审计、企业审计、社会公众监管、组织等级评估等诸多复杂情况，我们在最低标准的基础上，增加了推荐性条款。凡在条款中描述为"推荐/建议""可为"的内容，均不具有强制性，相关人员可自行斟酌是否采纳本标准推荐的意见。除此之外的条款均为统一标准，通常描述为"应为"（必须）、"不得/禁止"（不允许）等。

具体内控标准见表3-6～表3-11。

表3-6　总则条款

序号	内控项	具体内容	主要责任人
1-1	标准分类原则	内控标准分为A、B、C三类缺陷，其中A类分为A＋和A两个等级。 A＋类-重大缺陷：直接或间接或潜在的影响机构生存的缺陷。一旦发生，将被处以行政处罚，或发生法律纠纷，或发展成媒体公众事件等。如：集中性某A类缺陷、财务票据造假、伪造受益人资料、抽逃、挪用、倒卖社会组织财产、由于管理不善导致受益人群体伤亡暴动的公众事件、监管不力导致的危机事件，或违法违规性事件等 A类-严重缺陷：通常理解为高风险缺陷，一旦发生，将严重影响机构的发展和声誉，并可能带来不良的社会影响或潜在的负面结果。如：受益人材料丢失、付款错误等 B类-普通缺陷：由于执行不规范，执行力不足，管理不严，制度漏洞或缺失等导致的日常工作发生的错误，对机构质量、效率产生影响 C类-优化项：可以优化的执行项或管理项。以此提高工作效率，改进工作流程，针对不完善内容或小缺陷进行提升 说明： 实物应用参考中未列举但核查中的新发现项，通常情况下，记录为B类缺陷，但标准制定者（内控部门）可根据事件发生的严重程度和分类原则独立确定该缺陷的A、B、C等级	内控

表3-7　标准分歧处理原则

序号	内控项	具体内容	主要责任人
1-2	标准分歧处理原则	标准和要求的遵循顺序如下：国家法律、法规、办法、通知、意见或上级主管部门的要求＞项目协议规定＞自定义标准与要求 按此要求，即项目首先必须遵照国家法律法规，其次是项目协议约定，如两者有冲突，以国家法律法规为准，其他以此类推 其他分歧遵照总则说明的要求	项目、运营

实务应用参考：

A类：

1. 项目组自定的规则，与法规/协议相违背

2. 项目单独自定的标准，违反本标准要求或与本标准分歧，且未经过审批

表3-8　内控分歧处理原则

序号	内控项	具体内容	主要责任人
1-3	内控分歧处理原则	分歧处理原则： 1. 当事人之间对某一核查结果存在分歧，可经当事人上级领导与内控核查组长进一步沟通，如仍有分歧，则交由内控部负责人裁定，当事人部门对裁定结果仍有异议，有权利提交至最高层决策层决议 2. 如当事人对核查结果有异议，上级领导代为签字同意此结果，同样视为结果有效 3. 除上报最高层决策的分歧外，其他各分歧应在产生分歧之日起，2个工作日内完成结果确认	项目、运营

实务应用参考：

B类：

结果拖延。结果发生分歧后，当事人躲避沟通，时间超过2个工作日仍未确定最终结果，视为沟通拖延，记为B类缺陷

表3-9　内控时点要求

序号	内控项	具体内容	主要责任人
1-4	内控时点要求	1. 内控核查以人为单位，核查周期通常以本年度为单位，特殊情况下可能涉及整个项目周期。具体周期以内控实际实施要求确定。（新项目质量控制一般以启动会时间点/协议签署日期开始实施） 2. 交接期内控以最新修订的内控制度为准，交接过渡期一般为交接单签署日期前后各1个月，核查时仅做备案，此期间如项目负责人发现历史问题应及时报备上级领导，明确处理方案	项目、运营

说明：以人为单位的核查，不会因个人的转岗而不再追溯其之前岗位应尽的履职义务。如内控以3个月核查周期核查某新晋项目负责人的工作，其之前岗位工作中的工作缺陷，不因其岗位的变动而灭失

表3-10　管理规范与制度文件

序号	内控项	具体内容	主要责任人
1-5	管理规范与 制度文件	1. 制度文件是项目管理运营的直接要求，各类制度文件、规章或办法细则均应严格按照制定（可同时征集意见）、审批、下发、通知/培训的方式操作。项目办的规范/制度/流程/变更等各版本文件，应经由各部门负责人审批后生效，并形成审批记录 2. 项目未尽的要求，参照本标准实施	项目、运营

实务应用参考：

A类：

制度规范与协议、行业法规不一致

B类：

项目制度文件未执行审批程序；应审批的文件未按流程实施审批；文件审批未通过，即执行；申请时间和获批时间倒置等

表3-11　运营规范性

序号	内控项	具体内容	主要责任人
1-6	运营规 范性	1. 机构的统一规定、通知要求，以及各部门的制度与管理要求，抑或本标准，相关人员均应严格遵守执行。遵守管理要求是运营规范性的基本保证。 2. 各项目组的管理办法与制度规范，项目的执行和项目的资料，应与制度规范要求相一致。	项目、运营

实务应用参考：

A类：

1. 达成意向但并未签订协议，项目即已执行且产生费用

2. 应进行审批的事项，未按要求审批，或在审批完成前即已实施（如未签订合同，供应商即已执行项目；未签订捐赠合同即已招聘上岗等）

3. 违反机构相关制度规范（如财务制度、费用管理规范、采购制度等）

4. 制度与流程、资料不一致，流程与执行不一致

B类：

1. 建议采用合适的方式作废已盖章的合同（书面双方确认）

2. 违反机构统一的要求或规定（如办公室文件盖章应注明用途等）

3. 未经培训考核通过即上岗等

释义：

前言描述的内容和总则的条款内容，是从整体上对标准的说明，相当于内控标准的使用说明书，描述了内控标准总的原则性规定。这些内容的规定看起来略显繁杂，但总的原则很简单。主要有以下几个方面，第一，以"人"的履职为主要内控对象。由于组织中各人员工作的复杂性，实际的工作很难以单一岗位或业务单元来考量岗位工作的标准，而"人"作为一个不可分割又非常独立的单元，无论组织的何种决策或指令下达，都是通过组织结构中的人起效的。尽职是岗位员工的基本义务。第二，规则框架与留白。从总则的条款来看，标准是非常框架性的，实际上呈现在我们面前的全部版本标准的颗粒度都相对较粗；我们曾经定义过前三个版本标准，条款内容做得非常具体，这样做虽然很明确，但却并不灵活，综合考虑后，我们将工作中的核心点提炼，保留重要条款，放掉过于细致的条款，给各业务环节并留足管理空间。第三，提供管理思路与应用性指导。标准不仅仅是定义内控点和要求，应该同样具有实战性。所以，我们以业务的流程为线索，拟定本标准体系，并对每个环节的内控点进行梳理，与此同时，在必要的位置，我们增补了标准制定的思路与业务的思考方式供使用者参考。

综上，我们在内控基础篇章中介绍了内控基础的四个维度和内控标准的总则部分。接下来，在综合治理篇和业务活动篇，我们将从综合治理（机构层）和业务活动（项目层）两个维度深入展开描述，为相关组织的内部控制提供治理标准和建设方案。

三、综合治理篇

（一）概述

综合治理篇部分，是从整个机构治理的角度（即机构层的治理标准）统一制定的内控标准和要求，主要是从管理支持性活动的维度展开描述。

此部分的标准要求，不限于组织机构所属的部门、项目、员工，具有全员性和通用性，各组织机构的各部门均应遵守。各相关支持业务活动，以及公益项目管理/运营/劝募活动/管理支持等基础业务活动，均适用本标准的要求，该部分标准的要求，为机构的统一管理要求提供支持依据和标准。另一方面，项目团队的人员（劝募人员、项目官员）不仅适用本篇的标准要求，也需要遵守下一篇的标准要求。在责任认定上，根据标准总则的原则，以"人"的履职为主要判定标准。如果当某财务主管转岗任命为项目官员时，负责项目的统筹工作，又负责劝募活动，我们将按照该员工应该履行的责任和对应的标准要求，判定其个人应尽的忠实勤勉义务，即包括：原财务主管任职期间的履职情况，也包括现负责的项目官员岗位、劝募岗位任职期间的岗位责任。根据综合治理篇支持管理工作的特点，我们梳理了组织机构业务活动中的相关环节，并针对以下相关内容制定了进一步的规范（表3-12）。

表3-12　综合治理规范

综合治理	1. 政策、法规、合规管理	2. 采购与供应商管理
	3. 创新与产品研发	4. 业财要点
	5. 资产管理	6. 信息与安全
	7. 业务连续性与社会舆情危机管理	8. 日常工作规范
	9. 监督机制	

（二）综合治理篇分述

1. 政策、法规与合规管理（以下简称"合规管理"）

政策法规与合规工作具有全员性，不仅仅是合规岗位人员的工作，各组织机构的各成员均应有所了解，各项内容也均不限于主要责任人。

政策、法规与合规管理标准见表3-13～表3-16。

表3-13 合规管理内容

序号	内控项	具体内容	主要责任人
2-1	政策与合规管理	1. 关注行业政策动向，包括但不限于医药、社会组织、财税审计等领域，在WIKI平台中，按照政策发布周期更新最新的法律法规文件 2. 收集重要的行政处罚、合规案件 3. 收集重要的法规文件形成培训材料，对相关岗位实施培训宣教 4. 形成合规管理工具，供相应人员参考使用 5. 协助内控，参与合规审查，提出合规意见	合规

实务应用参考：

A类：

重要合规信息未传达到位，导致机构发生严重合规事件

B类：

1. 行业相关政策下发后的1个月内未实施更新

2. 重要内容未宣导下发

3. 无合规管理工具或未实施合规审查

表3-14 清单

序号	内控项	具体内容	主要责任人
2-2	法律法规文件清单	由于相关政策法规众多，重要政策文件100余项，此处我们仅统计了最重要的几项政策供参考，其他重要规定和最新的政策文件见WIKI平台 1.《慈善法》 2.《捐赠法》 3.《民政部直管社会组织重大事项报告管理暂行办法》和《北京市社会组织重大事项报告的若干规定》 4.《民政部关于基金会等社会组织不得提供公益捐赠回扣有关问题的通知》 5.《基金会管理条例》 6.《关于规范基金会行为的若干规定（试行）》 7.《民政部关于进一步加强和改进社会服务机构登记管理工作的实施意见》 8.《民间非营利组织会计制度》 9.《中华人民共和国药品管理法》（药品类） 10.《捐赠药品进口管理规定》（药品类） 11.《药品经营质量管理规范》（药品类）	劝募、项目、运营、支持部门

实务应用参考：

A类：

1. 国家法律法规是机构标准制定的重要前提，任何协议、项目标准、要求等均不得违背

2. 违反包括但不限于上面的政策法规要求均属于合规缺陷，为A类缺陷。情节严重的记为A＋，根据实际情况判定

表3-15　合规要点

序号	内控项	具体内容	主要责任人
2-3	项目合规要点	项目的各项行为： 1. 符合法律法规的要求 2. 合乎章程和行业规范 3. 符合协议约定 4. 符合机构规定	劝募、项目、运营、支持部门

说明：项目管理与运营未遵照协议执行，即协议违背（不区分重要程度）

表3-16　合规红线

序号	内控项	具体内容	主要责任人
2-4	合规红线	1. 目的和宗旨 2. 业务范围 3. 有无利益回报 4. 非法关联交易 5. 慈善财产与实物捐赠的管理 6. 受益人的管理 7. 资金流、物流、信息流、合同流的统一 8. 境外组织境内活动无备案登记 9. 非法公开募捐 10. 违规评比表彰 11. 按税务要求上报 12. 合法安全有效的增值保值活动 13. 违规借款担保 14. 非法捐赠主体（捐赠人在违法失信名单，存在大量负面报道或不良法律案件）等	劝募、项目、财务

实务应用参考：

A＋类：

1. 违反公益项目的公益性和非营利性（查立项文件、执行情况）；项目超出业务范围

2. 存在各类利益回报或劝募回扣等（隐性的利益回报如知识产权归属、违规宣传产品、资金流向捐赠企业或关联企业等）

3. 有非法公开募捐行为（主体和程序）

序号	内控项	具体内容	主要责任人
		4. 存在非法关联交易，产生利益输送 A类： 1. 受益人选择应遵循"三公＋非特定"原则，有"审批程序"和"档案与记录"（证据），保证与受益人的信息交流和沟通机制，确保受益人理解公益项目非商业活动（公众认知），无隐私泄露与伦理性问题 2. 慈善财产管理应遵循从哪里来，如何管理、用到哪里的管理思路。境外的实物捐赠应有实物的质量证明和海关的批准/许可文件，未上市的实物不得捐赠（具体详见《实物捐赠篇》）	

释义：

合规管理标准制定的整体思路是：在合规要点的原则框架下（2-3），做好政策合规管理工作（2-1），跟踪政策变化不断地更新政策文件库（2-2），对新政策做好宣教，并将政策内容不断修订至现有文件，或将政策要点融入现行的流程之中，不断完善并划定合规红线（2-4）。在此基础之上，"合情、合理、合法、合规"是合规管理的重要课题，合规工作应在关上窗的同时打开门，让我们放心地走出去，做事情！

2. 采购与供应商管理

采购工作，应遵循各机构的采购管理制度。组织的采购类型包括：物品采购和服务采购两种类型。无论是机构层面的采购，还是各项目的采购均涉及对供应商的监督与管理，项目管理中涉及与业务密切度高的供应商，如物流第三方、会务服务类供应商等，参照本条款的规定。内控责任判定的划分，以内控维度判定履职责任人。即采购负责人员对采购管理负责，项目的负责人对项目的采购负责。比如同一份比价单，在核查项目管理时，发现该比价单存在缺陷，责任判定为项目负责人未履职；如核查采购部时同样发现比价单存在的问题，责任判定为采购部责任。具体的采购管理内容见表3-17～表3-20。

社会组织的采购业务，由于其财产属性本身属于社会公共财产，财产的使用受全社会的监督，在选择供应商、业务外包、采买物品时，应在符合市场公允的前提下，按照捐赠预算或采购计划的要求，强化对供应商的选择、验收、监管等，以降低采购的风险。

◎分述：

表3-17　采购制度

序号	内控项	具体内容	主要责任人
2-5	采购制度	1．制度版本。采购部保存不同时期采购制度版本 2．制度更新。制度更新按要求审批，及时传达给各部门相关人员，进行培训并保留培训记录	采购

实物应用参考：

B类：

采购整体管理应包括但不限于如下内容：采购制度、采购流程、供应商管理、价格管理、合同管理、采购管理工具（如采购申请单、采购合同模板、采购发票、库存单、物资申领单等）等内容

表3-18　采购流程

序号	内控项	具体内容	主要责任人
2-6	采购流程	1．所有采购行为均应按照机构相应的采购流程提交、完成审批，审批流程包括需求审批、采买审批和付款审批三个部分 2．流程效率。采买期不得超过机构的统一规定 3．紧急且十分必要的采购，可在征询领导书面同意的情况下，参照《紧急采购管理办法》执行，并于5个工作日内补交手续（额度不得超过审批领导的权限）。同时，采购部有权拒绝不合理的紧急采购行为	项目、行政

实物应用参考：

A类：

不履行采购流程直接实施采购

表3-19　采购管理

序号	内控项	具体内容	主要责任人
2-7	采购管理	A．采购计划： 采购应按计划实施（符合公益项目预算或预算调整），超预算或类目应有说明，不在协议预算中的内容不得采购 B．供应商选择： 1．按照机构采购管理规定甄选供应商，保留供应商选择的相关文件备查。比质比价，供应商选择应包括对质量和服务的比较 2．在完备的供应商管理机制前提下，采购部可在一定周期内按照优选供应商机制或轮选机制确定供应商 C．采购合同： 1．采购合同规定的内容应与项目主协议约定的内容一致，采购协议条款内容不得超出主协议规定的业务内容或预算的上限/类目 2．采购合同备档有序可查 3．根据服务内容，按照协议要求，全面、严格地执行合同规定 4．合同重大变更应事先做好准备工作，留存变更审批及完善而详尽的变更处理方案（如签约供应商主体名称变更） 5．发生违约、索赔及纠纷处理，应在48小时内上报给机构负责人和部门负责人，并跟进后续处理进展 6．合同的销毁或作废，应双方书面确认 D．采购监督： 1．物品类应形成物资保管/领用等管理记录 2．服务类应定期跟进服务的情况（含项目进度管理记录）、抽查执行质量，反馈并督促改进。项目结束后的评价，可采用记录、报告、报表、会议纪要、审计等书面形式 3．采购费用与预算比较，不得超过项目预算上限，也不允许压缩成本而影响服务或产品质量，推荐使用集中式采购的方式 4．随时收集了解供应商的经营信息和动态情况，避免发生意外 E．采购验收： 通常情况下，由需求部门进行验收登记，采购部门监管验收情况，并对验收的结果进行评定和记录，便于未来使用 F．采购付款： 1．已发生/执行的采购事项，应按协议要求付款结算，或在3个月内完成支付，同时当年已经发生的业务，结算不得跨年；业务人员应跟进付款进度 2．采购的价格、发票、合同金额、预算范围等，前后费用应一致 3．付款资料应完备，财务部门不得拖延付款，不应出现付款差错等	项目、采购

序号	内控项	具体内容	主要责任人
2-8	供应商管理	1．下游供应商资源 应做好供应商尽职调查，了解重要供应商动态，项目选择的供应商应有相应的资质。（如获取资质文件、动态和相关信息资料） 2．供应商合规管理 供应商服务协议、保密协议以及附件，应与该项目主协议相关条款内容一致 协议条款的内容中应包含对项目的相关要求、信息安全、隐私保护等内容 3．供应商服务管理 按照项目采购类目的特点，定时进行培训、调研、核查，并保留相应记录，同时定期跟进服务情况 4．形成供应商管理库 制定优选供应商名录和优选供应商的定期采购，提高采购效率。至少应包括：名称、联系方式、采购业务单元、分类、评价结果、使用部门、价格信息（构成全面）、异动情况等多维度管理内容 5．供应商评估机制 经对服务、产品质量、效率评价比较，确定供应商的等级（优选、次选、备选、黑名单）。评定为黑名单的供应商，禁止合作 6．供应商价格管理机制 价格准确，定期更新，保留历史价格信息，形成价格信息管理库，便于分类检索。常用采购形成定价机制，标明最高限价，价格区间，价格变动，随时跟进行业动态，指导项目组采买与预算 7．采购人员自我管理 采购岗位应经考核后上岗，不定期轮岗，接受监督，采购或相关人员禁止索要或接受贵重礼品等 本条款的管理类缺陷为B类缺陷，严重程度视具体情况而定	采购、项目
2-9	特殊业务外包监管	1．由于社会组织自有编制有限，同时为降低组织的用工风险，推荐社会组织项目人员采用人力资源外包的形式。采用人力资源外包的项目，应与有资质的人力外包公司签订协议，人员外派至本组织后，应遵守本组织的管理规定（详见下方附：人力资源外包管理） 2．药品类项目的物流第三方外包。由于药品本身的特殊属性，药品类项目应选择有资质的物流第三方公司存储、运输捐赠药品，以保证药品物资的安全性（详见《物资章节》）	采购、项目

附：

表3-20 项目人力外包管理

序号	内控项	具体内容	主要责任人
2-10	人力外包管理	1. 组织与人力外包公司签订人力资源外包服务协议，项目人员推荐与人力公司签订劳动合同和人员外派单 2. 外包公司按照要求、按时招聘、面试、录用人员，建档后派至社会组织试用 3. 存续期6个月以上的员工不得采用劳务派遣的用工方式	人事
2-11	人员培训考核	外包人员遵守社会组织的管理要求，经培训、考核后上岗，并形成该岗位的业务培训考核记录	项目、运营、人事
2-12	外包人员名单与人事异动记录	项目组负责人每月度确认外包人员记录表，清晰标注人员异动情况（如入离职日期、转岗日期等）	
2-13	转岗交接/离职交接	交接记录应齐全，双方签字等 被交接人员按交接流程交接工作，逐项核对交接文件并签字确认，同时应确保清晰理解被交接的内容（形成工作交接清单，物品交接清单等）	
2-14	结项人员安置	项目结束后的人员安置，按照人力资源外包协议的约定处理，应提前一个月通知人力公司，外派人员退回/转至其他项目应形成退回/转调记录	人事

补充：公益组织人事管理要求应形成独立的人事管理制度，并按要求执行（人事管理要求包括不限于招聘、面试、录用、培训、考核、上岗、入离转调、薪酬、绩效、人事档案、工资核算、员工关系的机制等）

序号	内控项	具体内容	主要责任人

实务应用参考：

A类：

1. 项目组未按照机构统一要求和流程履行招聘、用人、转岗、结算等程序

2. 人力公司未按照要求履行外包义务，本组织未实施任何措施

3. 已经签字确认的交接清单中的文件丢失，或无离职交接文件

B类：

1. 培训记录不齐全（含新员工入职培训，其他重要培训等）

2. 培训记录表错误

3. 上岗考核缺失

4. 无人员的退回/转调记录或退回/转调记录错误

5. 对于已经签字的交接的内容，不知道/不清楚/不理解。注：交接人无理由拒绝交接任何文件的特殊情况，不记录缺陷

3. 创新与产品研发

　　针对社会痛点和市场需求的创新与产品研发，是公益组织业务拓展和发展的重要环节。在内控风险评估上，鼓励公益产品的开发和创新。在合法合规的前提下，研发的内控主要控制环节主要在前、中、后三部分，产品负责人为该部分标准的主要责任人。具体内控标准如下（表3-21）。

表3-21　研发的内控环节

序号	内控项	具体内容	主要责任人
2-15	产品研发前期	1. 在合法合规的前提下经过充分的产品论证，明确立项与资金流、合同流、物流、信息流等内容，并形成书面资料 2. 明确产品的定位。确定面向的对象、对象的需求、产品的功能和应用性能的规划	产品
2-16	产品研发中期	1. 明确产品统筹人与其职责 2. 监督产品开发进度，按照产品进度计划，跟进产品开发过程 3. 验收并盯紧产品修正进展	产品

续　表

序号	内控项	具体内容	主要责任人
2-17	产品研发后期	1. 明确产品拓展的相关人员，明确产品价格机制和推广任务目标 2. 确定产品的归属，申请知识产权保护	产品
2-18	创新型项目	由于无法确定创新型项目的具体形式与内容，项目负责人应按照业务内容，组合现有标准，并增加新的标准	项目、内控

实务应用参考：

A类：

1. 立项混乱、各流向与实际情况不符

2. 责任人未履职

3. 无产品过程管理计划，未按进度周期实施

4. 产品成品无法落地，连续3个月无进展

5. 新型项目确定的标准未在项目启动的3个月内确定

4. 业财要点

本章节梳理了与公益组织财务相关的重要关注点，增加了项目与财务衔接/交叉的业务与合规要点。通常情况下，财务工作本身不得违反相关的法律法规，包括但不限于《民间非营利组织会计制度》《会计法》等，也不得违反机构相关制度、流程、规范等要求，如因违反相关规定产生严重影响的，均记录为A类缺陷。业财相关的预算管理、财务要求、会计出纳要求见表3-22～表3-24。

◎分述：

表3-22　预算管理

序号	内控项	具体内容	主要责任人
2-19	预算管理	推荐性标准： 1. 建立预算管理以规范各组织的管理、控制和监督 2. 不得违反预算管理总原则（全面性、统一性、绩效性、勤俭节约）	财务、内控

序号	内控项	具体内容	主要责任人

实务应用参考：

B类：

1. 预算管理是否按要求实施

2. 预算管理工作是否有效

3. 是否符合预算管理的总原则（是否所有的收/支均纳入预算、预算调整是否按要求实施、有无预警管控和分析、收入支出预算有无考核、有无高消费奢侈性浪费行为）

表3-23　业财管理

序号	内控项	具体内容	主要责任人
2-20	业财管理	1. 机构现金流断裂/冗余，资金调拨增值等活动管理效能低 2. 岗位设置职务不相容 3. 与财务有关的资料或资产保管不善，造成资料或资产严重损坏、流失等损失 4. 非营利组织免税资格未按时申报，公益性捐赠税前扣除资格未及时跟进 5. 符合收入的确认条件未及时入账开票/超业务范围的收入（非公益性捐赠不得开具捐赠票据、非现金捐赠应符合《关于规范基金会行为的若干规定》中关于入账价值、效期质量等规定）。无凭证时提供其他证明公允价值的证明 6. 业务活动支出依据不足，或不符合相关机构的宗旨和业务范围 7. 公款私借或违规向企业提供借款 8. 监测长期不回款的预警机制缺失 9. 年度工作报告、财务会计报告、项目情况、重大资产变动/交易/资金往来、关联交易等未履行信息纰漏的义务（参见《慈善组织信息公开办法》） 10. 投资活动违反《慈善组织保值增值投资活动管理暂行办法》的相关规定和合法、安全、有效（无收益）的原则 11. 重大事项未执行报批程序 12. 预决算管控，资金结余过大 13. 制度、流程设计不完整或有缺陷导致某类缺陷频繁发生或造成严重影响的，或业务流程无程序或程序不合规、无审批或审批不合规（如投资、重大事项决策等） 14. 每年至少一次存货盘点	财务

序号	内控项	具体内容	主要责任人
		15．HCP 的支付标准	
		16．在人民币升值通道期间，境内项目接受外汇的止损处理，反之亦然	

实务应用参考

本项均记录为 A 类缺陷，特殊情况根据实际情况单独判定

B 类缺陷：

1．财务部对机构管理费的使用记录不清晰

2．各类财务数据未形成基本的管理分析体系

表3-24　会计出纳基础工作

序号	内控项	具体内容	主要责任人
2-21	会计出纳基础工作	1．发票或捐赠收据开具不当、有误或未开具	会计、出纳
		2．资金流向是否准确，如打款错误（金额、收款人等）	
		3．一级科目账务处理错误，应入账而未入账科目，科目使用不准确	
		4．无任何审批（含邮件审批）打款	
		5．重要凭证附件缺失、有错误、前后矛盾、与凭证不相符等，或票据不合规	
		6．劳务费发放不合规	
		7．未按时申报纳税，错报（含多报少报）、漏报各项税费（包括企业所得税、增值税及附加税、个人所得税等）	
		8．财务报表项的完整性、编制方法的正确性	
		9．出纳/会计的基本管理记录缺失或不全。如出纳未对货币资金、票据、有价证券记录与核算；会计无纳税申报记录；备用金/借款无管理记录等	
		10．长期呆账、坏账、长期不入账（争议财产除外，如尽调后有争议的股权捐赠）	
		注：不限于以上（如重复报销双方责任人）	
		本项均记录为 A 类缺陷，特殊情况根据实际情况单独判定	

续　表

序号	内控项	具体内容	主要责任人
2-22	业财红线	1. 年度慈善活动支出和管理费用的支出应符合《关于慈善组织开展慈善活动年度支出和管理费用的规定》 2. 年末净资产总额不得少于开办资金 3. 组织收入用于分红、分配 4. 组织应提报年检 5. 可查实的侵占、私分、挪用、截留本单位的财产，或资金抽逃/抽调、隧道挖掘、资金去向不明等缺陷 6. 可查实的虚假交易，编造、伪造财务资料 7. 未专款专用，挪用限定性资产，擅自改变捐赠财产用途 8. 公款私存，或存放于其他单位，私设小金库 9. 公益捐赠不得回扣	财务、其他涉及部门

5. 资产管理

　　根据实际工作管理情况，我们将公益组织涉及的资产主要分为捐赠物资、本组织资产、项目运作采购的物品（如物料等）三部分实施管理，并参照《资产管理制度》的相关要求（表3-25）。

表3-25　资产管理分述

序号	内控项	具体内容	主要责任人
2-23	管理职责	资产管理的职责分工： 1. 项目部的各项目负责人负责对各自项目物品的具体管理 2. 财务部负责机构各资产的会计核算工作 3. 行政管理负责人负责固定资产、办公用品、低值易耗品的日常管理工作 4. 专业性较强的捐赠物资建议委托第三方物流负责管理，项目负责人实施监管	项目、财务、行政
2-24	增加与减少	物资的增加与减少均应形成相应的管理记录，包括如下： 1. 购置与处置（清理、损毁、丢失等） 2. 开发自建与拍卖变卖 3. 受赠与捐赠 4. 其他	相关部门

序号	内控项	具体内容	主要责任人
2-25	保管与使用	物资的管理与使用均应形成相应的管理记录，通常包括如下环节： 1. 验收入库登记（出入库、库存登记/账簿清晰可查） 2. 计价折旧（公允价或相关的价格证明资料） 3. 存储保管（分区分类摆放并标识、保证其安全性、易损物品应做好防护措施、效期物品做好提示预警、固定资产标识等） 4. 转移、交接、租借（形成移交清单与确认的相关记录） 5. 出库（出入库、库存登记/账簿清晰可查） 6. 盘点（账账、账物相符）	相关部门
2-26	处置与闲置	1. 物资储备数量应合理，避免物资短缺或过剩 2. 处置废弃的物资通常应有清单、照片、说明、账目处理（赔偿补足的可不做账目处理） 3. 闲置物资做好标记，可报备行政负责人统一处置	相关部门

实务应用参考：

A类：

1. 相关负责人应尽责履职，不得违反资产管理制度的相关规定

2. 资产账实不符

B类：

1. 项目负责人或行政负责人安排对物资的专人管理，未形成相应的保管使用记录

2. 知识产权、商标等无形资产管理缺失

6. 信息与安全

本节内容重点针对信息与安全的内容制定标准。在信息的管理上，本机构运行的各项目，在实际执行过程中通常会涉及信息公示（包含不限于微信、网站、制作的物料、年度工作报告和财务会计报告等）、项目执行中的信息安全（管理维度，非技术维度）、信息流的传递沟通机制、项目数据管理与汇报等工作。信息与安全包含信息公示、信息安全管理、保密等级要求、信息流传递与沟通、数据管理规范五个方面，具体见表3-26～表3-30。

◎分述：

表3-26　信息公示

序号	内控项	具体内容	主要责任人
2-27	信息公示	1. 慈善组织履行公开义务（真实、完整、及时），每年度向社会公开"年度工作报告""财务会计报告" 2. 定向募捐的项目应向捐赠人定期及时公示捐赠和款物管理使用情况，涉及个人信息除外（除非经受益人当事人同意查阅） 3. 项目对外信息（网站/微信刊文、公告、通知、函件、手册等）遵守对外信息审核刊发流程进行审批，设计稿应使用无版权问题的字体 4. 涉及知识产权的文章、照片、肖像、视频等，应事先征得当事人同意	财务、项目

实务应用参考：

A类：

1. 每年度7月底前，未公示上一年度组织报告；项目未向捐赠人公开募捐情况

2. 泄露个人信息、商业秘密、国家秘密等

B类：

1. 未按项目网站信息审核刊发流程操作

2. 项目对外宣传资料使用了有版权分歧的字体

3. 项目新版文件未及时更新（含对内、对外的所有文件）

C类：

内部资料存在错别字

表3-27　信息安全管理

序号	内控项	具体内容	主要责任人
2-28	信息安全管理—人员	员工经信息安全相关培训考核，签署保密协议，知悉信息安全相关常识和要求；工作场所与工作要求见日常工作规范章节	劝募、项目、运营、支持部门
2-29	信息安全管理—计算机	所有员工计算机，必须安装杀毒软件开启防火墙，并及时更新病毒库。相关要求与措施如下： 1. 员工如发现计算机异常、感染病毒等情况，应立刻断开办公网络，及时与信息部相关人员联系 2. 未进行安全配置、未装防火墙或杀毒软件的计算机终端，不得连接单位网络和服务器 3. 经远程通信传送的程序或数据，必须经过检查无病毒后方可打开或运行	

序号	内控项	具体内容	主要责任人
2-30	信息安全管理—网络	各办公室有独立的网络管理人员，禁止未授权用户接入单位网络，及访问网络中的资源 （说明：非本机构人员使用办公网络应由相关部门主管级员工同意，访问独立的路由端口）	
2-31	信息安全管理—信息载体	1. 移动存储设备传输数据，应使用部门统一移动设备。传输前后对设备进行安全扫描，传输后及时删除传输文件 2. 拷贝限制。禁止外部任何人员对任何项目资料、档案、文件、记录、制度等，进行拍照，复印，拷贝，扫描等记录行为（统称拷贝）	
2-32	信息安全管理—双备份	项目电子资料定期进行双备份，如邮箱、文件、资料等每周上传至指定服务器（邮件每月度备份上传；文件、资料根据文件系统的更新进度逐步完善上传）	
2-33	信息安全管理—系统	1. 系统管理。信息系统的安全性由信息部统一管理和保障（硬件-服务器、数据库、加密等），所有信息系统开发，系统前端禁止开发下载含个人信息报表的功能；系统后台数据库管理专人负责（含备份），委托开发应签订保密协议，并按协议要求管理 2. 角色管理。不同岗位的员工依据岗位职责配置不同的系统权限；离职/转岗员工办理离职手续或交接当日，应立即停用该账号，或修改账户密码。（离职人员应在离职当日完成账号停用；转岗人员应在3日内停用账号） 3. 权限管理。项目系统角色依据岗位分配合理，权限明确，及时新增，停用，修改PAP系统账号，权限分配记录可查 注：委托开发系统，公益组织应享有系统所在库服务器的最高权限，数据库数据字典和数据的所有权，软件相关功能的知识产权	信息、项目、运营

实务应用参考：

A类：

1. 系统包含个人信息的报表功能。或项目组人员将含个人信息的数据对外报告

2. 离职员工未修改或停用账户

B类：

1. 未按要求发生个人计算机安全事件；非本机构人员访问机构内网

2. 不同岗位系统权限使用混乱，项目人员不可使用admin权限；多人使用同一账户

表3-28　保密等级要求

序号	内控项	具体内容	主要责任人
2-34	保密等级要求	保密等级分为绝密、机密、秘密三级 ●绝密级（一级）： 机构内部战略级文件/最高管理层内部重大议项/内控内审等内部报告/产品核心技术开发资料/重大合作谈判及相关记录/对外公示会产生严重影响或阻碍机构发展的资料。仅限机构内部最高层管理人员查阅，不得外泄 ●机密级（二级）： 1. 尚未确定的重要人事调整及安排情况，人力资源部对管理人员的考评材料、个人薪金等 2. 与捐赠方、外部高层人士的会谈来往信息及其载体信息、公益/商务方案、预算、协议等 3. 各部门独立的业务规划、部门重要会议纪要（含重要电子资料文档） 4. 机构组织过程资产（如管理系统、项目重要资料和文档、管理机制/标准/工具等） 5. 账号密码与个人隐私信息（机构员工的个人信息资料；受益人档案；所有捐赠人资料信息等） 仅限授权的内部人员查阅，资料禁止复制、拷贝、拍照、外传。如有特殊需求外部人员查阅情况，应经高层管理人员授权同意并签署协议后，方可查阅 ●秘密级（三级）： 1. 管理制度规范、文件、记录等（如机构管理制度、项目的管理办法、流程、记录、邮件、会议纪要等） 2. 项目上可查阅的财产管理使用的有关资料 资料不得对外传播，借阅时应取得本部门负责人的同意	原则上每个部门均需熟知保密等级要求

实务应用参考：

A类：

任何保密等级资料发生泄密事件

B类：

1. 保密等级为一级的文件未标注保密等级

2. 未经允许借阅不应借阅的保密资料（绝密级禁止借阅；机密级或秘密级的借阅参考"保密等级"的要求，仅限借阅不得拷贝）

C类：

各部门撰写的文件如有保密需求，可以根据保密需求的分类特点定义保密等级，并于文件右上角加注文件保密等级

表3-29　信息流传递与沟通

序号	内控项	具体内容	主要责任人
2-35	信息流传递与沟通	机构发布的制度、文件、通知、要求，或者项目的变更等需要传递的信息，相应责任人（各级领导）应及时、准确的向下传达对于重要的信息，应确保被传递的对象知悉理解该内容 建议各部门采取适合自己部门的信息传递方式（微信群、邮件、管理会等），或采取机构统一的群公告公示平台	劝募、项目、运营、支持部门

实务应用参考：

B类：

核查对象明确表示未获知该信息，直接上级承担传递失职责任（如明确的有书面告知但当事人个人原因的除外）

表3-30　数据管理规范

序号	内控项	具体内容	主要责任人
2-36	数据管理规范	1. 数据一致性。统计条件相同，项目数据、综合数据（部门汇总的数据）、提报数据、对外数据（网站、企业方）、信息系统数据、财务数据等应一致 2. 数据即时性。任何数据的信息即时反馈时间应在30分钟内响应。推荐采用周/月报模式管理数据，统一报告时间节点 3. 数据准确性。数据上报数据准确、推荐任何数据上报前应至少核对两遍 4. 数据管理规范性。数据应按照一定的报表规则形成可追溯的数据报表，数据和备份文件应独立存档，建议按周和月度形成报表体系。通过数据分析与统计，为下一步管理计划提供依据	劝募、项目、运营、支持部门

实务应用参考：

A类：

同一统计区间或条件下，两组以上数据不一致或一组数据明显错报（无合理的理由），视为数据管理混乱

B类：

1. 其余数据不一致的情形

2. 数据不能及时上报

3. 项目无任报表或报表丢失

4. 项目应及时准确地将数据录入系统，如发现系统数据有误，应及时与信息部沟通。如在内控时发现系统数据有误，无论何种原因导致，均视为项目数据管理缺失

7. 业务连续性与社会舆情危机管理

总则：

业务连续性（BCP）：业务连续性管理是一套综合的管理体系。对公益组织而言，业务的连续性带来的问题将直接影响组织的声誉、品牌和其立身之本，也关系到公众、捐赠方的捐赠意愿的达成。公益组织工作中一旦发生此类事件，往往由于缺乏基本意识和预案，某些欠考虑的处理和情感的投入往往会因事物性工作而深陷其中，所以此类事件一旦发生，我们应该做什么，如何开展业务就显得尤为重要。（对于业务连续性的灾难恢复技术重建不做要求。）

危机与舆情管理：在信息技术、网络、自媒体快速发展的这样一个时代，机会与危机并存。互联网信息的传递之快、公众的舆论与监督，使得治理能力天生薄弱的公益组织一旦发生危机将措手不及。应对危机最为重要的思路是如何避免危机的发生，加强自身体系的组织机构建设、通过事前的预防措施在内部治理中防止危机发生，把危机扼杀在摇篮里，而不是把重心放在解决危机上。但如果危机一旦发生，公众的信任与舆情管理都极为重要，可以说危机应对是一项"人心工程"，勇于承担、由第三方澄清事实、务实的解决方案、迅速反应等都影响着危机是否能够顺利化解。危机与舆情管理具体内容见表3-31～表3-32。

◎分述：

表3-31 危机分类预案

序号	内控项	具体内容	主要责任人
2-37	自然灾害与一般灾害	各机构/项目组应了解灾害的应对措施和主要联系人，包括： 1. 地质灾害/火灾/管道破裂的预案 2. 断电、断网等通信故障的处理预案	行政
2-38	人为事故或蓄意破坏	各机构/项目组应了解该事故的应对措施和主要联系人，包括： 1. 盗窃、抢劫的应急处理预案 2. 突发性泄密应急预案	行政
2-39	信息/系统/网络安全灾难事件预案	各机构/项目组应了解此类事件的处理渠道和主要联系人，包括： 1. 安全威胁、硬件、网络安全事件，造成数据丢失 2. 应用系统故障的处理预案	行政
2-40	未知紧急事件应对措施（"救火"）	由于未知事件的不可控性，我们无法确定会发生何种紧急事件，仅提供以下思路： 角度一：重点围绕自身"如何应对？如何开展业务？"展开思考 1. 第一时间组成应急事件处理小组，召开多人会议，全面商讨应对策略（集中多方迅速响应） 2. 判定应对方案中的合规风险，优先侧重问题的解决，承担可承受的风险（问题导向，特事特办。如电子化、医生处方、领药等环节） 3. 方案经审批/报备后，通知项目所有干系人，及时发布公告，统一对外口径（形成文件通告各方） 角度二：如为公共事件，作为一家解决社会问题的公益组织如何参与此类事件 从自身工作要求角度。统一临时工作要求、衡量自身运作发放能力、统一筹划的分配机制，优先劝募紧急物资，迅速建立日公示机制等。灵活调配物资，选用委托物流公司确保物流渠道通畅，直达捐赠地区	项目、运营、支持部门

实务应用参考：

A类：

1. 未按照要求定期备份，造成灾难性数据丢失

2. 隐瞒紧急事件，未采取行动，或未形成应对措施

B类：

应对措施中存在较为严重的疏漏

C类：

不知悉有此条款和制度，或未演练验证其有效性

表3-32　监测与危机公关机制

序号	内控项	具体内容	主要责任人
2-41	舆情管理监测机制	以机构/项目为单位建立对微博、微信、网站、媒体等媒介中的关键词、图片、音视频报道等热点或负面信息的监测，形成监测追踪记录、研判公众负面舆情的发展、分析影响，导控舆情方向，情节严重的社会舆情必须及时（当日内）有效上报至机构负责人	项目、运营、信息
2-42	危机公关机制	1. 第一时间（黄金24小时内），有组织有计划紧急上报至机构负责人，形成第一稿处理意见 2. 建立危机处理小组，明确唯一对外口径，调查事实情况，导控正向发展。防止负面舆论放大，48小时内发表第一份正式的重要声明 注1：如发生信任危机，机构负责人应表明态度（诚恳道歉、不推卸、不逃避、不辩解、勇于承担），寻求公众谅解，化解危机，重塑形象，同时必须有明确行动承诺的表态 注2：发生危机澄清的最优途径是通过事实和第三方机构，而非自我辩解	项目、管理层

实务应用参考：

A类：

1. 超过48小时无任何对外官宣或处理

2. 无任何危机应对处理措施

B类：

1. 未监测到的严重负面信息，或已监测的信息未采取任何处理

2. 一旦发生升级的舆情事件，避免直接删除文章，掩盖事实

3. 侵权行为的内容应及时删除

8.　日常工作规范

日常工作规范，主要在于规范日常办公要求和培养良好的工作习惯，通过基本工作行为方式，以降低日常工作中因不良行为产生的各种风险。本部分内容主要从办公场所和环境、设施设备、日常办公行为习惯和要求展开。具体内容见表3-33～表3-35。

◎分述：

表3-33　日常工作规范

序号	内控项	具体内容	主要责任人
2-43	办公场所与环境	办公环境整洁、布置体现公益组织特点（不得布置商业或产品广告位）、各项目的工位租赁区应挂有该项目办的标识牌。此外，员工应遵守《员工手册》的统一管理要求	劝募、项目、运营、支持部门
2-44	办公计算机与移动存储设备	1. 员工工作期间应保证项目资料的信息安全性。计算机必须安装杀毒软件。员工不在岗，计算机应及时密码锁屏，同时设置自动屏保，开启时间应小于3分钟。计算机密码推荐每3个月更新1次 2. 除机构/项目统一的移动存储设备外（该设备由管理人员定期格式化），不得使用来历不明的临时性存储设备	
2-45	设备异常维修	文件柜、打印机等重要公共办公设备应在发现异常当日安排维修，并应尽快完成维修	行政
2-46	文件柜管理	各类文件柜应有标识（责任人、归属），使用人员不在现场时，应进行上锁，不允许将钥匙悬于文件柜上或敞开文件柜后离开	运营、行政
2-47	钥匙管理	档案等资料存放及上锁文件柜的钥匙应双备份管理，并记录在册	
2-48	盖章印章管理	各类印章由相关岗位专人依职权并妥善保管，盖章应签署印章使用记录表，印章使用应与所盖章的文件内容相符 注：盖章人应注意有修订的协议不得盖章、不完整有空缺未填的文件不得盖章，文件盖章的位置不得盖错。	各部门印章各部门负责

实务应用参考：

A类：

社会服务机构（民非）不得设立分支机构

B类：

1. 资料乱堆乱放、插线板和电线等摆放存在安全隐患、办公区长期不清理以至挂有蜘蛛网灰尘、生活垃圾堆放办公桌和办公区域、办公环境布置资料含有个人隐私信息等（隐私信息见《信息与安全》章节）

2. 未按要求提报维修或维修时间过长严重影响日常办公

3. 各类印章无专人保管，印章领取、盖章、借用无记录/未按记录管理；印章与所盖章文件内容不符；印章遗失/损坏未立即报备

C类：

1. 各项目组的资料不得混放在一起，应分区并有标识

2. 移动文件时，使用机构/项目的移动存储设备应使用剪切方式

表3-34　文档管理要求

序号	内控项	具体内容	主要责任人
2-49	文档管理要求	文档主要包括各类文件、档案、电子文档等各种不同形式的资料［包括制度文件夹，合同管理柜，项目文件（变更、函件、通知公告等）、会计原始凭证、人事档案、受益人档案、数据资料、报告、纪要、记录等。此处不再一一列举］ 1. 文档管理参照社会组织评估要求统一管理。各组织应有的文档管理制度，所有资料按统一要求管理，形成独立的文件体系（装盒、造册、目录、装订），并按文件所登记位置有序存放，便于查阅数量齐全，各纸质文件对应的电子文件存放与纸质文件一致 2. 文档袋中的文件，整理整齐，大小文件统一尺寸（折叠或粘贴），摆放有序并编号（推荐性） 3. 文档强烈推荐电子化无纸化管理，并使用系统化进行管理，此类项目应在协议中应明确项目电子档管理要求或与捐赠方的书面确认的记录（安全、使用方便、提升效率、综合成本低－存放邮寄保管、远程办公、不易坏、长久保存，管理上控制漏洞、技术上规避风险） 4. 按照保密条款，可借阅的文档，填报借阅记录，借阅文档无特殊说明，出借人员应跟踪借阅资料当日内归还 5. 建议文件档案管理人员定期清点，以确保资料齐全，并保留清点盘查记录 6. 更新/档案维护。无用的文档应及时剔除，剔除前与该文件的负责人确认，更新的文档可使用不同版本好以示区分，残缺破损的文档或文档夹/袋，应及时修补 7. 存档要求。项目结束后，项目资料按照协议要求年限继续留存，并做好资料存档期间的预算经费。建议通常保管期限为结项后5年	运营

序号	内控项	具体内容	主要责任人

A类：

1. 文件管理混乱（各类文件混在一起，无目录/标签，无文件夹归档）

2. 无管理文件夹，或任何文件档案的丢失。（纯电子档的项目，电子档缺失或错误）

B类：

1. 存放文件不全（缺失）；纸质文件无对应的电子版

2. 档案标号错误或书写错误

3. 无借阅登记或未做借阅登记，或违反保密条款的规定

4. 未更新最新版的管理制度或文件，或管理文件与实际项目执行不一致

5. 无法及时准确地查找到相应的文档和记录

6. 文档文件或档案袋乱涂乱画

7. 电子资料不清晰（放大后无法看清楚文字）

C类：

1. 文件夹无名称；文件夹残缺、破损等

2. 文档类别存放错误，或资料与目录不符，或文档未摆放在正确的区域或位置

3. 任何文件、文档、工作记录、铅笔字迹无效

表3-35　其他工作要求

序号	内控项	具体内容	主要责任人
2-50	打印工作要求	1. 任何打印的文档或资料，应在5分钟中内及时取走，同时不得取走与自己无关的打印资料 2. 打印多余的重要文件应及时粉碎，而不得整张纸张随意丢弃 3. 打印前应调整文档格式和版面，非重要文件可使用作废纸张的背面	劝募、项目、运营、支持部门
2-51	邮寄工作要求	1. 资料/文件/印章/协议备案/票据/物料等的邮寄/转接应确保签收，并完整保存相关资料。（经双方确认签字的转接清单；如为快递，应有快递签收单据） 2. 邮寄人邮寄前应电话提醒接收人，邮寄时附邮寄清单/说明，重要文档应扫描发邮件给接收人保留好扫描件，记录邮寄单号跟踪快递的接收，书面（如微信）确认文件清单资料的接收，接收人应主动配合并清点 3. 大批量档案/资料等转移，应经部门负责人批复同意后，整理清楚再有计划地转移 4. 收寄的快递信息应保留签收记录	

序号	内控项	具体内容	主要责任人
2-52	对外文书要求	1. 对外签署的正式文件、官方的红头文件、对外文稿、公告公示函件、发言稿、场地布置、条幅名签等对外使用的任何文书类资料，相应的负责人对文稿内容全权负责 2. 对外提供文件资料时，在提交前应仔细核对2遍，不得夹带与该资料无关的任何文件资料	劝　募、项目
2-53	备份工作要求	所有邮件；项目的各类文件不限于管理文件、记录、报告、纪要、数据报表PPT，图像影音等各类资料；盖章/红头文件、工作通告等行政办公文书等均应定期备份至指定位置。（参考信息安全管理—双备份的要求）	劝　募、项目、运营、支持部门

实务应用参考：

A类：

1. 项目办已签收的快递丢失

2. 无医生签章邮寄记录

3. 正式对外的重要资料或宣传材料中出现错字病句常识错误

B类：

1. 资料转接/位置转移无清单与核对记录

2. 重要快递邮递的无快递单据、邮寄前未告知、送达时寄件人未与收件人书面确认快件签收及文件本身（重要资料包括合同、仅此一份的原始资料物品等，核查缺陷时双方均承担责任）

3. 申请人邮寄的快递，未保留签收记录

4. 合同邮寄的双方应使用扫描件

5. 未对执行文件进行备份

9. 监督机制

对于公益组织的监督既包括内部监督也包括外部监督，从外部监督来看，包括来自社会公众的监督，政府主管部门的监督，捐赠人的监督等等，这里我们更多从内部监督这一个方面展开。鉴于现阶段公益组织的能力和资源所限，我们建议监督机制由独立的内控部门实施，内容主要包含对管理和执行工作的稽查、控制、内审和独立评估等，并采用"四位一体"更为实际和有效的方式统一管理。监督管理是一项综合治理工作，涉及各组织的方方面面，也是公益组织的最后一道防线，在形式上我们推荐将自查和检查相结合，定期监查、专项抽查和不定期稽查相结合等方式。

内部监督机制与外部监督机制具体内容见表3-36～表3-37。

◎分述：

表3-36　内部监督机制

序号	内控项	具体内容	主要责任人
2-54	监督机制建设	各组织制定监督管理制度、监督程序和管理办法实施细则 组织机构监督内容参考包括：项目管理、运营、合规、社会组织评估相关（有效性）、年度检查相关、财税相关（免税、抵税资格）、公开募捐相关、信息公示相关、推动整改的实施和质量的改善等	内控
2-55	自查机制	1. 自查机制由各相关人员自行定义，参照本标准对项目质量核查形成自查记录，并跟进整改 2. 项目每次自查应包括项目管理和项目运营两方面，年内至少实施一次自查 3. 同一缺陷，自查记录中已经记录的，则质控时不记录缺陷，但仍需要核查其整改情况，超过整改期限未整改的，仍视为缺陷。 项目自查清单参考如下： ○机制和文件：终版的协议、文件（如函件/通知/会议纪要等）、项目供应商资质文件，制度流程工具等 实物捐赠，以药品项目为例[捐赠药品管理制度（含药品追溯）；物流管理流程；第三方物流物资实物存放情况及评价（从沟通配合度、订单配送及时性等）；各批次药品药检报告、清关资料（捐赠函，捐赠收据，捐赠确认函等）、发放点及药师资质文件齐全并在效期范围内、药品异常文件（温度、包装、药品、存储等）、药师通讯录、药师备案、核对药师系统权限（仅能查看本药房信息）、药师对患者资料的审核并系统记录发药情况] ○记录和数据：管理数据、管理月报；网站、系统、电话等异常处理是否及时且记录可查；入岗培训，业务培训等记录（含签到，考核等）；AE培训记录；邮寄记录；自查记录；项目联系人名单（包括项目人员、公益专员、药师、医生） 实物捐赠，以药品项目为例[总库进出存数据及流向数据，药房进出存月度数据和即时数据，应有月份分表及汇总表；项目药师、药房、医院、医生备案信息，电子版与纸质版（医生电子签章抠图备案）；药品使用回访记录；报损记录、库存监查记录、物流订单、提醒承运商保存物流库存与发货单据等、发货记录，空瓶回收记录（按项目规定）、销毁记录（含照片）、盘库记录（总库、分库）]	项目、运营

续　表

序号	内控项	具体内容	主要责任人
2-56	内控受限	被抽查人员积极配合内控部制定的核查计划，配合提供需要的核查资料。不得拒绝核查，拒绝沟通，或拖延原定核查计划，妨碍内控人员查阅	项目、运营
2-57	内控失效	1. 连续两次抽查，监督核查结果零缺陷或无任何优化建议 2. 同一类问题反复出现，发生3次以上 3. 同一资料，自查与内控核查的结果不符	内控、项目、运营
2-58	整改要求	整改应根据缺陷的实际情况制定整改方案和周期，并按要求根据缺陷的发生原因制定预防措施（周期通常为1个月，特殊情况整改期限时长不得超过3个月）	项目、运营

实务应用参考：

A类：

1. 逃避或拒绝接受内控。接受检查的当事人在与质控部协调核查日期确定后，仍以各种托词为由，拒绝接受核查，或拖延原定核查计划安排，或拒绝提供已有材料，视为被抽查对象存在不可控风险

2. 严重缺陷未按时按要求整改

表3-37　外部监督机制

序号	内控项	具体内容	主要责任人
2-59	外部审计意见	项目应根据外部审计的建议综合考量，整改审计发现的缺陷，确有难度的或根据项目实际情况难以调整的审计意见，应由上级领导审批同意	项目
2-60	评估指标	不同级别的社会组织成员应了解其对应的社会组织评估指标内容。不得违反评估指标的要求，或订立与指标冲突的制度要求	各部门
2-61	内部举报与投诉机制	内控部门接受来自内部各部门和所有员工的反馈，在收到举报/投诉的5个工作日内反馈当事人，紧急事件应当日反馈，不得泄露举报人/投诉人信息。经判定执行人员明确违反要求的，质控部视情节严重程度判定是否以处罚，或/并将该结果纳入下一次的质控核查的结果中，并督促其整改	内控

序号	内控项	具体内容	主要责任人
2-62	外部监督机制（网络、信箱电话）	内控部门接受来自外部公众，参与方或捐赠方的监督反馈意见，根据反馈调查事实和原因，并在5个工作日内作出反馈，紧急事件应当日反馈。经判定执行人员明确违反要求的，质控部视情节严重程度判定是否予以处罚，或/并将该结果纳入下一次的质控核查的结果中，并督促其整改	项目、运营
2-63	评价机制	评价一般为第三方。组织内部可采取主动和被动两种形式，可通过主动收集意见/满意度的方式主动收集相关方意见。被动收集的各类反馈和信息，应形成记录和存档备查	内控

实务应用参考：

A类：

严重违反评估指标要求，制定"无为"式要求

B类：

无特殊原因，整改超时限（收到报告后3个月内完成整改）

四、业务活动篇

（一）概述

公益组织的业务活动主要以项目形式体现，综合治理篇是从机构层角度介绍机构层面的内部治理标准，业务活动篇将从项目层面阐述公益组织的业务活动。

在正式进入本节内容之前，我们有必要对以下几点做一个简单的说明：

1. 本节内容更多定义的是定向募捐型公益项目的标准，公开募捐性质的项目标准要求仅在募捐阶段进行阐述。

2. 无特殊说明，本节内容更多的是针对限定性捐赠的公益项目制订要求，非限定性捐赠其捐赠财产使用存在很多灵活性，由公益组织自行支配，我们不做介绍。

3. 鉴于医药类公益项目的特点，结合我们的执行经验，本节内容我们将从实务操作的角度出发，我们将项目分为资金/实物捐赠类项目管理，卫生健康公益事业促进类项目展开介绍；此外，鉴于现金实物捐赠

的复杂性，我们增加了关于捐赠管理（受益人管理、资金/实物捐赠管理）的维度。

（二）业务活动——募捐与业务拓展

根据《慈善法》第二十一条的规定，慈善募捐是指慈善组织基于慈善宗旨募集财产的活动。慈善募捐，包括面向社会公众的公开募捐和面向特定对象的定向募捐。

1. 分述

公开募捐型项目应遵照《慈善法》《慈善组织公开募捐管理办法》、民政部关于印发《公开募捐违法案件管辖规定（试行）》的通知、《公开募捐平台服务管理办法》等政策要求实施。公开募捐涉及的具体内容见表3-38。

表3-38　公开募捐

序号	内控项	具体内容	主要责任人
3-1	资格	不具有公开募捐资格的组织和个人不得开展公开募捐。	—
3-2	公募活动	1. 制订募捐方案。包括不限于募捐目的、起止时间和地域、活动负责人姓名和办公地址、接受捐赠方式、银行账户、受益人、募得款物用途、募捐成本、剩余财产的处理等 2. 10日原则。募捐方案十日前备案，10日内补正，10日内补办（备案部门包括：登记民政部门、业务主管、其他） 3. 属地备案。募捐箱、义演、义赛、义卖、义展、义拍、慈善晚会等十日前属地备案；通过广播、电视、报刊等媒体开展公开募捐的，由单位所在地的民政部门管辖 4. 公募-项目管理要求： （1）确定明确的募捐目的和捐赠财产使用计划 （2）履行必要的内部决策程序 （3）使用本组织账户 （4）建立公开募捐信息档案，妥善保管、方便查阅 （5）定期公示。定期将公开募捐情况和慈善项目实施情况向社会公开。结束后3个月内进行公示 （6）募捐活动现场或者募捐活动载体的显著位置，公布本组织名称、公开募捐资格证书、募捐方案、联系方式、募捐信息查询方法等	项目

序号	内控项	具体内容	主要责任人
		（7）互联网形式：应在民政部指定的互联网募捐信息平台发布信息，并可以同时在以本慈善组织名义开通的门户网站、官方微博、官方微信、移动客户端等网络平台发布公开募捐信息	
		5. 公募－捐赠管理要求：	
		（1）受益人：三公原则确定合理确定救助标准，监督受益人珍惜慈善资助，按照募捐方案的规定合理使用捐赠财产	
		（2）物/资：财产使用遵照募捐方案（注：捐赠财产用途变更的，应当召开理事会进行审议，报其登记的民政部门备案，并向社会公开）	
		6. 不具有公募资格合作开展公募活动。应满足：双方签订协议、使用公募组织的名义和账号、由公募组织承担责任	
3-3	涉嫌非法公开募捐的形式	常见的形式包括但不限：官网公示银行账号、发朋友圈募款、非特定对象的慈善晚宴、设立募捐箱等形式	项目

实务应用参考：

A级：

1. 理事长、秘书长不得由同一人兼任

2. 在省级登记的慈善组织应有3名以上监事组成的监事会

3. 连续6个月不开展公开募捐活动的

4. 公募项目未在民政备案的

5. 未按照募捐方案确定的时间、期限、地域范围、方式进行募捐的

6. 开展公开募捐未在募捐活动现场或者募捐活动载体的显著位置公布募捐活动信息的

　　慈善组织自登记之日起可以开展定向募捐。慈善组织开展定向募捐，应当在发起人、理事会成员和会员等特定对象的范围内进行，并向募捐对象说明募捐目的、募得款物用途等事项。

　　2. 劝募与拓展

　　劝募活动是慈善组织的核心业务，劝募更多在于实践，不局限于标准要求。我们整体的建议为：劝募人员应拓展知识广度，熟悉所处行业环境（上下游渠道、竞争机构），熟悉商业思维、打破信息茧房、在劝

募活动中营销公益价值观与理念，协助有需求的企业重塑商业模式，解决社会问题，拓展公益项目或公益产品。在劝募活动中，公益项目与商业活动往往是密不可分的，当私益与公益产生冲突时，应当以公共利益为重。

3. 需求设计

在无明确的定向募捐需求时，发现需求或设计需求，也是劝募阶段可以尝试、探索的。在与定向募捐的企业交流需求之外，我们还可以进行思路拓展。比如新冠肺炎疫情期间，在除了医疗物资之外，基于对医护人员的心理关怀，设计的"处方关爱"项目，是医疗领域专业项目设计的典范，具有极强的公益品牌推广性；再比如疫情期间针对患者端需求，就医、寻医、项目领药的困境，通过设计在线诊疗互联网处方协同项目共同落地实施，也是比较典型的需求设计。但所有的设计应结合组织的自身资源、能力专业特长，以及业务范围来开展，量力而行，不建议盲目拓展。劝募拓展内容见表3-39。

4. 联合募捐方式

项目的募捐主体和执行方的确定，应在项目沟通阶段确立清晰，明确不同组织的方向和定位。涉及公开募捐，应采用选定具有公开募捐资格的慈善组织合作[①]。对境外捐赠人无偿向受赠人捐赠的直接用于慈善事业的物资，可选择具有海关免税资格的公益组织，免征进口关税和进口环节增值税[②]。基于慈善款物募用分离[③]原则，推荐资助型组织（资金运

[①]《慈善组织公开募捐管理办法》第十六条。具有公开募捐资格的慈善组织与不具有公开募捐资格的组织或者个人合作开展公开募捐活动，应当依法签订书面协议，使用具有公开募捐资格的慈善组织名义开展公开募捐活动；募捐活动的全部收支应当纳入该慈善组织的账户，由该慈善组织统一进行财务核算和管理，并承担法律责任。

[②] 海关总署公告2016年第17号（关于实施《慈善捐赠物资免征进口税收暂行办法》有关事宜的公告）。

[③] 根据《民政部关于鼓励实施慈善款物募用分离　充分发挥不同类型慈善组织积极作用的指导意见》（以下简称《指导意见》）。

作型）和服务型组织（项目运作型）组建联合型组织，共同发起并管理项目，整合资源、通盘统筹、协调行动，实施联合管理联动审批等机制，以强化各组织之间相互促进、优势互补，提升工作效率，同时加强公益项目的监管。

5. **区分服务类项目与公益项目**

在劝募环节，涉及非常明显的交换交易收入，比如公益组织提供服务取得的收入，提供服务的价格应符合市场公允价值原则，不得以公益项目立项，不得开具捐赠票据，不得将基金会的名称、公益品牌等其他应当用于公益目的的无形资产用于非公益目的，更不得直接宣传、促销、销售企业的产品和品牌，不得为企业及其产品提供信誉或者质量担保。

6. **劝募阶段的其他事项**

关于管理费。慈善组织依法从募捐项目中提取一定的管理费，提取金额比例参照各组织统一要求。公益不等于免费，同样，收费不代表非公益。公益项目需要管理成本、专业运作成本（如被尊重与依赖性的平衡问题等）、服务成本、时间成本等投入，如果没有这部分的投入，项目运作的效果、质量等都将受其影响。关于税收筹划。劝募人员应向企业介绍清楚税收政策。企业的公益性支出在年度利润总额12%以内的部分，准予在计算应纳税所得额时扣除，超过部分，允许3年内结转；通过公益组织非扶贫性质的实物捐赠按现行税法视同销售，需缴纳增值税。如捐赠为国家指定的扶贫地区，可全额扣除，建议协议中应写明扶贫地区。关于非限定性捐赠，即无目的限制，无时间限制，无用途限制的捐赠，在非营利性原则约束下，使用不受限制，对于部分需求可采取此种模式签订捐赠。关于联合劝募的项目，同样应符合本标准的规定。

表3-39　劝募拓展

序号	内控项	具体内容	主要责任人
3-4	劝募拓展规范性标准	1. 洞察需求与动机，精准定位 2. 平衡需求。平衡企业的需求和公益需求、匹配机构现有的资源能力（共赢） 3. 捐赠设计（专业性）。捐赠设计过程即探讨企业需求的过程。参考维度：可从立项与可行性、政策、风险与合规，公益性与品牌传播、资源能力与竞争、项目退出机制等方面探讨 4. 关系管理与维护（信任）。捐赠人分类管理；合作不止于合同签订，在沟通中建立信任，复盘沟通过程，寻找新的机会 5. 劝募事务性工作任务。及时填报CRM系统信息、盯紧项目回款与续签、及时审批协议、年度回访满意度等	劝募

实务应用参考：

A级：

1. 不尊重捐赠人或关系维护出现问题，导致不再继续合作
2. 捐赠设计严重漏洞
3. 捐赠人投诉举报

（三）业务活动——项目管理

对于卫生健康公益领域的项目，我们主要分成两种类型，一种是资金实物捐赠类，另一种是卫生健康公益事业促进类。但无论何种类型的项目，项目管理的整体思路是一致的。我们将从公益项目管理"思路"着手拟定通用性指引性标准。

在我们实践的业务类型中，不论是卫生健康公益领域研究资助类、还是支持一线医务工作者学习培训、互通交流，或者是针对公众领域的医学健康知识的传播、患者关怀与教育，再或是推动医学健康领域的平台与产品类型的项目，也有可能是推动公共卫生政策，引领某专业领域行业发展的专家共识指南等，在项目管理的维度一定离不开项目的五大过程组，即我们所熟知的项目管理的启动、规划、执行、监控、收尾五个环节。按照通常的逻辑我们将其归纳为前、中、后三部分。在接下来的内控标准中，我们也将按照项目运作的顺序逐一梳理标准要求。内控

标准并不是业务的操作手册，但却与业务息息相关，我们用一个形象的比喻来描述项目管理控制标准与项目管理的关系，这就好比汽车的行驶需要油门（项目管理与运作），但同样离不开刹车（标准控制），只有二者的结合才能让汽车安全的到达目的地。

1. 立项

在定向募捐型的项目中，定向捐赠中的"特定对象"在实务中是非常见的定向劝募对象。立项与业务前期沟通在实践工作中往往交织在一起，并不合适在时间的先后顺序上将二者严格区分。有的项目是由慈善组织根据所发现的社会需求先行立项，再开展定向募捐活动。也有的项目是在经与捐赠方或几方的洽谈、沟通需求后产生的。所以填报立项申请的时间往往十分灵活，相应的负责人应在立项环节独立梳理清楚项目的"目的、内容、类别、联合立项方案、可行性项目设计、资金使用计划"等内容。具体见表3-40。

表3-40 立项

序号	内控项	具体内容	主要责任人
3-5	立项	1. 机构发起设立或主办的项目应执行立项 2. 各机构应有各自的立项流程，并按要求准备立项文件，执行签批程序。立项文件的内容应清晰准确，与项目内容一致 *（立项需要的文件，详见各机构的立项制度要求）	劝募
实务应用参考： A类： 任何立项文件的缺失、错误或未按要求实施等			

2. 项目初步设计

项目的初期设计是劝募中的专业活动，需要劝募人员根据公益慈善原则设计合规且可执行的项目。劝募的捐赠设计应注意避"坑"，避免项目设计漏洞，如项目方案或流程设计存在缺陷、违反国家现有监管要求

（如会议类，挂而不管）、预算计划不充分，明确的利益交换／回报等。

项目初期设计的内容见表3-41。

表3-41　项目初期设计

序号	内控项	具体内容	主要责任人
3-6	项目初期设计	1. 项目的初期设计过程中，需要与捐赠方清晰沟通各自的要求，劝募人员应衡量捐赠人与公益组织之间的需求平衡点 2. 公益项目的设计应遵守本手册"综合治理篇－政策、法规、合规管理－合规红线"的要求 3. 项目的方案、流程、范围等草案，应符合该项目所在的行业的基本法规、行业规范	劝募
实务应用参考： A类： 不得承诺兑现商业绩效，不得为企业负面消息正名，不得为企业推广商业广告等			

3. 协议与预算

协议是公益项目实施最重要的合规性文件之一，项目负责人承接项目的首要任务是阅读捐赠协议和各类相关协议，自查项目是否按协议实施。此外，我们对常见的特殊问题，做如下简要说明，在捐赠的协议中不建议约定指定的合作方，即便与捐赠人不存在利害关系，也会影响项目的公益性；捐赠款剩余使用原则，有协议按照协议约定，无约定按相似性原则处理；不可抗力（不能预见不能克服不可避免）应履行通知义务，如疫情期间的政府管控导致此期间项目无法开展，在通知后可依不可抗力予以解除。具体要求见表3-42。

预算反映了项目整体计划，预算价格应公允、并足以确保项目的实施。计划调整应形成书面的变更确认，或签订补充协议。预算应尽量确保与实际计划的一致性，定期、及时沟通捐赠款项的使用进展。具体要求见表3-43。

表 3-42　协议要求

序号	内控项	具体内容	主要责任人
3-7	协议要求	1. 主体合规。协议签订前，核实签约主体为真实、有效、合法存续的主体。非法人团体的捐赠，可以选择代表该主体的自然人签订协议，并在协议中描述该自然人代表该团体 2. 协议责任。劝募人员对捐赠协议的"项目内容"承担责任；优先使用机构的通用模板，如无模板，应选用已确定的近期该企业已签署的同类型协议 3. 协议审批。协议和预算应按照各机构的要求执行审批程序。协议审批中出现争议又需紧急处理的条款时，分歧的推荐性标准如下：劝募人员对协议的条款与相关审批部门产生分歧，由劝募人员和其上级领导确认，如无法达成一致，形成双方意见由上级领导裁定 4. 协议实施。协议签订后的原件，应交由合同管理部门归档，项目组保留电子版扫描件。所有项目的执行与实施应于协议签订后开始。项目人员应严格执行协议约定，同时监督该项目是否按协议条款实施，并根据协议约定的付款周期跟进项目的回款情况 5. 多协议一致性。项目执行中与供应商签署的合同内容应与捐赠协议约定的内容和预算要求一致。供应商主体应具有从事该项活动的资质，如物流第三方应具有运输该类物品所要求的资质 6. 特殊事项的约定：项目如有特殊要求，应在协议中约定明确，但该特殊要求不得与现行法律法规冲突。例如以电子档案管理的项目，协议中需明确此要求，并保留电子档的审批程序 7. 本条款下所含协议包括：捐赠/支持/资助协议、供应商合作/服务协议、项目合作方签署的备忘录等文书，此类协议均应遵循本核查点要求 注：未按照内部流程审批，自行确定的协议或预算（含续签，补充预算）除记录缺陷外，还应按相关制度要求处理。	劝募

实务应用参考：

B 类：

已审批的协议存在内容违规或描述瑕疵

表3-43　预算要求

序号	内控项	具体内容	主要责任人
3-8	预算要求	1. 项目预算应充足，价格公允。项目的预算反映了项目的整体计划，劝募人员应优先使用项目预算通用模板，并在沟通阶段提交审批（提交的预算应有沟通余地） 2. 每年度的预算可根据当年行业形势变化有所调整，但通常情况下应不低于机构统一标准 3. 预算备注：为便于项目执行和结项时的沟通，预算表的备注中应标注合适合理的描述（如：大致岗位职责描述/人力资源外包服务/差旅详尽描述含机构领导解决该项目事宜、质控核查等） 4. 预算格式：通常情况下，项目实际使用的预算/结算表，应与项目协议签订的内容格式统一（推荐使用机构统一预算模板） 5. 项目提取的管理费比例通常为10%，具体的比例和提取方法（按收入或按支出）可按照各机构的要求灵活处理 6. 预算调整。预算类目或额度的变化应形成书面确认	劝募

实务应用参考：

B类：

1. 项目预算未按要求审批

2. 擅自修改预算表

4. 项目筹备

通常情况下，项目筹备是从项目协议签订，成立项目办公室或项目负责人开始筹划，到启动会的正式召开或项目开展日终止。筹备期是劝募人员和项目负责人之间衔接的重要环节。由相关部门负责人选择并委任合适的、考核合格的项目负责人，是保证项目质量与项目成功运作的关键因素之一。

我们根据业务需求、将项目筹备分为项目总体要求、组建项目办、确定项目管理文件、制订流程与工具、项目物料与品牌宣传、项目采购6个部分，具体内容见表3-44～表3-49。

表3-44 总体要求

序号	内控项	具体内容	主要责任人
3-9	总则	1. 项目负责人通过质量考核后上岗。上岗后应详细阅读捐赠协议，并依据协议约定的各方职责与流程，参考质量标准，全面梳理、拟定项目制度、项目流程，并实施项目采购 2. 项目负责人可制订筹备计划时间表或项目计划书，遇到有异议的问题，及时与劝募人员沟通协调解决	劝募、项目

实务应用参考：

A类：

1. 项目负责人未通过质量考核便上岗接手项目

2. 接手项目后，未发现劝募人员前期项目设计存在重大漏洞

B类：

项目负责人拟定的项目制度、项目流程未经其部门领导审批

◎分述：

（1）组建项目办

表3-45 组织构架

序号	内控项	具体内容	主要责任人
3-10	组织构架	1. 项目负责人依据协议和预算确定项目的组织构架/治理结构。项目组织架构图以项目组为单位，需包含项目办公室各岗位，以及外部公益专员等（如有） 2. 根据需要，可召开内部启动会，知会各部做好项目的采购准备、外包人员的招聘等 3. 小型项目不涉及项目办，当仍应以独立的项目来管理，至少应有一名负责该项目的负责人	项目

（2）确定项目管理文件

表3-46　制度规范要求

序号	内控项	具体内容	主要责任人
3-11	制度规范	项目制度与规范应齐全、完整，并定期优化完善。各项目管理要求不同，制度规范不同，因此通常项目组制度规范应包括但不限于以下内容： *医药捐赠类： 1. 项目管理办法（包含项目办各岗位与职责、项目运营管理的相关要求、医院医生管理（含选择标准、备案要求、申请审批程序、签署与归档、培训或告知、管理要求、退出/更换机制等）、药房药师管理（同医院医生）、项目数据报告要求、项目变更要求、项目紧急事件处理要求等） 2. 项目物资管理制度（含捐赠物品/资金、物流方第三方管理、发放点管理等） 3. 受益人管理制度（包含申请规则、入组规则、出组规则、转诊规则、受益人档案管理、沟通管理要求等） 4. 志愿者/公益专员管理办法（如有） *卫生健康促进类： 与该项目匹配的相应的项目管理办法，或使用该类型项目的通用版项目管理办法 *此外，协议中另有要求的，应另行制订	项目

实务应用参考：

A类：

制度规范中的各项制度存在缺失；制度内容与协议内容违背

C类：

1. 各项目制度要求未参考质控标准进一步完善，未按照项目特点进行工作细化或优化

2. 项目的制度规定存在内容疏漏或瑕疵

3. 制度的审批没有制订人、审批人、生效日期等审批过程

表3-47　制订流程与工具

序号	内控项	具体内容	主要责任人
3-12	项目流程	各项目管理要求不同，项目流程控制不同，通常流程控制文件应包括但不限于如下内容，并应不断优化： *医药捐赠类： 1. 受益人申请、入组、出组、转诊流程 2. 项目物资、物流管理流程（具体详见实物章节） 3. 项目文件档案管理流程（含协议与文件的管理、文件备案，如医生备案、受益者档案等） 4. 项目紧急事件处理流程/特殊事件报备流程（医患纠纷、公共事件） 5. 医药类特殊流程等（包括AE管理流程、PC处理流程等） *卫生健康促进类： 与该项目匹配的相应的项目实施流程，可与项目管理办法整合到一个文件中	项目

实务应用参考：

A类：

项目管理的各项流程应齐全，内容中规定的流程有缺失

C类：

1. 项目设计的流程应符合相关法律规定，可实施，并在后续执行过程中逐步优化，一年以上的项目流程未优化，存在疏漏或瑕疵

2. 项目工具未执行优化（如审批流程表、药品领取单等）

○策划项目物料与品牌宣传

　　一个好的项目应该有一个好的名称，Logo、图片，或者是影音、故事，并能结合好的项目方案进行良好的推广。这些维度的灵活性较强，从标准上不做具体的要求。这里我们仅对医药捐赠类项目物料中的手册内容要求，确定如下标准：

表3-48　手册要求

序号	内控项	具体内容	主要责任人
3-13	项目手册	依据项目需求制订项目手册，项目手册应定期优化更新，涉及多项内容变更时，推荐重新制订新版手册（医药捐赠类项目手册通常包括项目手册、医生手册、药师手册、患者申请手册、对外宣传单页等）	项目
3-14	制式表格填写	制式的表格设计应合理，填写应符合制式要求（除非有明确的定义或选填项要求） 要求：申请人材料中填写不规范又无法避免的内容，应形成制度说明，或综合考量现实情况，允许项目在充分审核确认后，对某些非必要项进行修正或说明，以避免制式表格中非重要内容误填造成反复邮递的情况 推荐项目负责人对于项目表格进行优化设计，医药捐赠类项目包括：经济评估表、直系亲属收入表、医学条件确认表、医学随访表、项目处方、援助药品领取单、药品流向单、药品库存单、收到赠药说明表、援助申请表等	项目

实务应用参考：

A类：

手册中的重要文书：申请书、知情同意书、法律声明、项目声明等内容存在疏漏

C类：

手册更新不及时（3项以上），重要流程、内容、表格变动等，未做电子修订版对外公示

（3）项目采购：根据募用分离的政策要求，推荐资助型基金会募捐的项目，选用合适的运作型公益组织实施。项目负责人向相关部门递交需求（如租赁、人力外包、采购等），并依据各组织的制度要求确定采购流程。捐赠企业指定供应商时应关注其利益关系和商业性，并按照公益组织的采购要求公平选定供应商，项目最终的用途必须是用于公益；慈善组织应避免非法关联交易，必要的关联交易时应遵守公允、公开、回避的原则实施。

◎**分述：**

表3-49　项目采购

序号	内控项	具体内容	主要责任人
3-15	项目采购管理	项目采购需遵循机构采购制度进行，参见第二章综合治理篇分述关于采购的描述，以下内容供项目参考： 1. 捐赠企业推荐/指定的供应商，也应按照机构规定的程序实施采购（选商比价基本要求），保留采购资料 2. 物品类采购，项目组应保留物资采买的制作、验收、发放的清单/明细（如物料/铜牌/项目章/冰包/标签/卡片等） 3. 选定的供应商应具有相关资质，服务内容应与捐赠主协议一致 4. 采购验收应尽职，确保服务或物品质量。按协议要求履行付款义务，同时保留好供应商提供服务的各类证明性资料 注：租赁、人力资源外包，应按照相关要求及时与指定负责人准确对接需求。	项目

实务应用参考：

A类：

1. 项目执行人员未按照机构的采购流程实施采购

2. 某项清单缺失（如物料发放清单，物料制作清单），或清单的内容不齐全（如发放清单中的数量对不上）

3. 第三方合同预算、要求与捐赠协议的预算、要求不一致

B类：

1. 采购文件内容不完善，或供应商资料不全

2. 选用无相关经营资质的第三方比较，或未按采购制度执行经比质比价程序

C类：

项目组未保留采购协议、盖章文件等的电子版最终版（非草稿版或修改版）

（4）外部启动会：不同的项目可能采取不同的形式，启动会通常是整个项目正式执行的标志。以处方药药品类项目为例，公益项目物资的流转过程必须由医院医生、药房药师共同参与，在医疗行业既定的规则下完成捐赠。此时项目的外部启动会议，就会涉及医生、药师等各方的共同参与，基于成本等因素考量，外部启动会时可以整合培训、发布、启动、专家组会议等多重功能。而在有些定向捐赠的公益项目中可能会涉及一些特殊要求，需要让参与项目的各方知悉才能确保项目顺利实施和落地。启动会具体内容见表3-50。

表3-50 启动会

序号	内控项	具体内容	主要责任人
3-16	启动会	1. 外部启动会前，视项目需要考虑是否召开专家组会。推荐涉及医学标准类的项目设计专家组，并召开专家组会议（预算有限，形式不一定为会议的方式，但同样应形成项目的专家组） 2. 多中心参与的项目，外部启动会建议至少提前一个月筹备，会前收集项目医生备案资料 3. 具体会议标准参照会议类通用执行标准与要求（含外部启动会、专家会等）	项目

会议类通用标准：我们将各种类型的会议进行标准统一，会议标准涵盖培训会、专家会、交流会、启动会、发布会、患者宣教会、总结会等各类会议形式，均参照本标准。

会议项目管理分为项目筹划、供应商管理、过程管理、会后验收、总结与评价、费用支付/结算6个方面，具体见表3-51～表3-55。

表3-51　项目筹划

序号	内控项	具体内容	主要责任人
3-17	会议筹备规划	全面梳理本次会议各类工作，制订会议筹备的时间计划方案，结合"时间、范围、成本、质量"管理三角综合考量会议项目的实际规划	项目
3-18	梳理会议管理资料齐全完备	会议类项目筹划阶段，应规划至少如下资料： 1．会议通知 2．签到表（签到统一制式，包含：打印名、时间、地点、会议主题，或使用"医签到"等新技术方式） 3．会议日程（最终版） 4．会议资料（如培训材料、PPT等） 5．会议记录（含会议录音） 6．清晰可识别的会议照片至少3张（应包含讲者，多角度取景，会议主题等内容），或者采用视频等有效媒介亦可 7．媒体宣传报道等资料 8．费用明细与支持性资料（如酒店、机票等，应有第三方的盖章，用餐费用应含水单等） 9．监督评价和反馈（如使用调查问卷，或填写《会务供应商评价表》）等 10．参会人员的选择与资格应符合公共性原则，并形成审批记录	项目
3-19	会议类注意事项	1．涉及"一讲两坛三会"（论坛、讲坛、讲座、年会、报告会、研讨会）的会议应严格监管 2．公益项目中不建议出现商业宣传性文字、不得出现五星级酒店、地陪、地接等高消费服务的内容	项目

实务应用参考：

B类：

所要求的会议资料完整性90%以下

C类：

1．会议的评价反馈资料缺失

2．无会议项目的筹备规划

表3-52　供应商

序号	内控项	具体内容	主要责任人
3-20	会务供应商选择	1. 综合考量会务供应商的资质、声誉、管理服务能力且不应存在非法关联关系。首选优选供应商，新供应商按采购流程执行选择程序 2. 会务供应商管理。具体参照《采购与供应商管理》章节	项目

表3-53　过程管理

序号	内控项	具体内容	主要责任人
3-21	进度跟进	按规定的计划时间、地点组织会议 如因特殊情况，进度滞后，应形成书面正式的进度跟进沟通记录。建议多场次会议类项目每月度跟进项目进展，如进展滞后及时、书面沟通进展	项目
3-22	会场要求	公益项目会议不得出现企业产品及Logo的商业宣传广告（如自行组织会议，应提前做足各类准备，做好测试，并做好应急预案）	项目
3-23	会议变更	通常已经确定的会议（主要为多场次会议类项目）无特殊原因，一般不得随意取消或调整，如涉及重要变更或调整，应形成正式书面文件（如函件、补充协议等形式）	项目
3-24	会议监查	1. 基金会以"主办单位""协办单位""支持单位""参与单位""指导单位"等方式开展合作活动的，应当切实履行相关职责，加强对活动全程的监管，不得以挂名方式参与合作，不得"挂而不管""顾而不问" 2. 会议监查类项目。监查人员必须亲临现场，并形成监查记录，签到，照片，影像等，或按照监查要求实施监查	项目

实务应用参考：

A级：

1. 按时间周期折算，实际数量比理论折算场次滞后50%以上。如项目周期1～12月，计划100场会议。5月底实际开会20场，理论值为$100×5/12 = 42$，则项目进度偏差率为$|20 - 42|/42 = 52\%$，滞后50%以上

2. 纯资金通道业务；无监管，监查人员不履职；会场混乱，出现严重疏漏和问题

3. 已确定预算中的劳务费/讲课费类目和金额，不得随意变更用途，除非经书面正式确认

表3-54　会后验收、总结与评价

序号	内控项	具体内容	主要责任人
3-25	验收总结与评价	会后及时收集各会议资料，对接采购部门，评估所使用的供应商，及时上报服务质量较差的供应商	项目

表3-55　费用支付/结算

序号	内控项	具体内容	主要责任人
3-26	费用与支付	支付合理性。支付对象合理（合适的人）；讲课时长与支付费用匹配（合适的钱）；使用协议的方式进行支付，严禁现金交易（合适的方式）	项目
3-27	捐赠款结余	项目终止捐赠财产有剩余的，按协议约定处理，并双方形成达成一致的书面意见，如协议未约定的，应将剩余财产用于目的相同或者相近的其他慈善项目，并向社会公开（告知捐赠人）	项目

*说明：线上会议，其实质性内容与线下会议一致，只是形式略有不同。在有条件的情况下，应保留完整的线上会议录播文件和后台导出数据信息，导出数据应由线上会议供应商盖章或通过合理的方式确定其有效性。

5．项目控制与监督

项目控制适用于项目管理中的过程控制，本章节具有通用性。

（1）制订项目标准和要求：各项目均可以直接使用本标准规范项目管理，如有需要，可任意灵活拼接/组合本标准条目（机构层、业务层），或在拼接的基础上新增标准，如医药筹项目，可直接使用"受益人公益服务"＋"受益人审批"＋自定的新的要求，但此过程中不得擅自制定与本标准相违背的要求，如标准定义"受益人审批管理的审批记录"，项目自行定义不需要该审批记录。

（2）项目审查方法——基于管理和审计评估：在面对种类繁多且差异性显著的项目，我们希望根据实际工作经验，能够梳理一套可供各类型项目使用的通用方法，以应对纷杂的实际工作需要，而不是仅仅制定标准。我们希望通过这种方式，让项目的负责人更多地把精力集中到项目怎么做好，而不是过分地担忧外部审计而疲于应对。

项目的设计，有属于自己逻辑和原理，我们不想打破这种项目管理的思路。项目面对的专项审计无外乎是以管理或风险为导向的，基于此，我们建议项目的负责人能够将项目管理和风险管理相融合，在面对项目的设计、运作、管理时，使用风险管理中常用的流程图分析法推理问答，发现漏洞和不足，及时纠正和预防。我们提供如下方法：

首先，梳理项目流程图，尽量画出每一项流程模块/业务。

其次，流程诊断/审查。梳理每一流程模块的风险审核要点，在这一过程中，我们建议从合同＋业务＋资金三个方面梳理，反复地询问"What & How"，并对应地找到记录、文件或其他支持依据。参考如："参会人员/专家的选择标准是什么？费用支付/研究经费拨付的标准是什么？选择执行方的标准是什么？某表格、信息收集的要求是什么？专项的费用明细清单/项目拨付或打款的账簿记录每一项是什么？""供应商的采购如何实施？某专家评审的标准与批复如何实施？项目中某一项事务如何管理（如人、财、事的制度要求）？项目的进度如何管理？如何沟通？采购的平台/数据如何管理（如权限、角色、报表、沟通机制等）？"

最后，找到相应风险审核点对应的原因和答案，完成整个项目的诊断。项目控制与监督的具体内容见表3-56～表3-60。

◎分述：

表3-56 项目整体管控

序号	内控项	具体内容	主要责任人
3-28	项目整体控制	1. 公益项目的整体控制，首先应以完成捐赠人捐赠意愿为首要目标，项目整体计划达成率应在90%以上（事、预算）。控制并推进重要计划的达成，重要事项如预估无法完成，应积极与捐赠方书面沟通，如最终确实无法完成应书面说明情况 2. 依据项目签署的协议和预算内容，制订项目控制计划，项目执行过程中任何与协议预算差异的调整/变更，均需和捐赠方形成书面沟通记录，并确定最终结果 3. 项目收尾阶段，应对项目开展情况进行总结、汇报，形成双方确认的结项报告（报告中应至少包括项目概况，救助情况，物资情况，资金使用情况，尾款的处理等）。同时积极沟通项目的续签计划，或新的合作机会。推荐：公益项目更多的是一份爱心，无论是否合作，推荐在收尾阶段真诚地写一封感谢信	项目

实务应用参考：

A级：

以项目执行一半以上的周期折算，在无任何合理原因情况下，项目总进度按周期折算，达成率不足40%

表3-57 项目时间进度管理

序号	内控项	具体内容	主要责任人
3-29	项目日常事记	即项目大事记（原名称）。 推荐各项目以周为单位，整理记录当周的项目纪要，包括各类内外部事宜，形成日常事记，供自己和项目组汇报或回溯使用	项目
3-30	项目进度计划控制	项目进度管理控制： 1. 按照协议要求按时完成相应任务，梳理协议中各项需求，并主动及时进行沟通 2. 重要项目环节，做好项目进度跟进计划。积极跟进项目进度，如项目某些环节无法于原计划时间达成，应提前告知各方，并变更计划 进度计划推荐格式：事件或事件分解、责任人、工作时间轴（包含起止时间）等。重要项目环节如：清关进度跟进、新项目筹备计划，重要大型会议筹备（如启动会、大型专家会、大型培训会等），同时应及时邮件跟进	项目

续 表

序号	内控项	具体内容	主要责任人
3-31	项目计划变更	1. 项目的变更应及时告知各干系人，重要事项变更应第一时间通知项目各方，并形成书面通知记录。建议在协议中约定：通常情况下协议条款的变更可通过邮件沟通确认，确需签署协议的，各方协商一致后另行签署 2. 项目变更应进行审批确认，变更前后的不同版本应留档备份	项目

实务应用参考：

A类：

1. 重大节点事件的进度滞后（以时间和结果判定，如进口办理时间延误造成断药影响，新项目筹备物料设计延误，协议规定事项滞后）

2. 实施半年以上的项目，预结算中的单一类目根据项目执行情况，按周期折算后差异过大（达成率相差20%及以上）

3. 重要变更未告知所有相关人员（如协议主体并购、更名、项目邮寄地址变动、热线号码变动、项目整体规则变动，援助对象范围变化，预算，援助方案，重要流程如电子化，资金使用用途，项目停止，补充协议等）

4. 无重要变更审批文件

B类：

1. 普通事项的进度延误（一旦可能延误，应提前与相关人员沟通，包括约定好日期的飞检迟到等）

2. 变更前后的不同版本文件未留档备份

3. 普通变更未按项目要求审批，未保留审批文件（普通变更为细节变动，除重大变更外，如物料表格设计、细节项目要求、内部管理优化等）

C类：

无项目日常事记

表3-58 项目成本预算过程控制（业财结合部分）

序号	内控项	具体内容	主要责任人
3-32	公益支出管理控制	项目公益支出，应遵照各组织的财务/费用管理制度合理使用	项目
3-33	月度过程控制	项目负责人控制合理支出，各项支出应按月记录，并详细备注使用说明，每月详细反馈财务部门并邮件确认支出结算的差异	项目

序号	内控项	具体内容	主要责任人
3-34	预算使用差异控制	严格按照预算控制支出，控制成本与质量 1．超支：超预算金额支出项，应有捐赠方同意预算使用超标的说明或书面解释，并同时提交财务部门 2．超支类目：超出预算规定类目内的支出项，应有捐赠方的书面（或邮件等）认可，并同时提交财务部门 3．预算调整（增加预算、减少费用的调整），应同时通知财务部门 4．低于预期的类目：应及时、定期与企业沟通此项内容的实施情况	项目
3-35	费用分摊控制	项目需要分摊支出的内容应有合适的分摊依据，并按依据分摊（如租用网络储存器，费用应按项目数量均摊；如涉及公用水电网，可按人数分摊）	项目
3-36	公益支出的凭证管控	公益支出的支持文件应完整、准确、充分，且清晰地反映项目实施/采购情况	项目

实务应用参考：

A类：

1．项目负责人不清楚预算使用情况

2．未与财务部门沟通结算，或确认的结算有误

3．年内使用3个月以上的费用，未进行结算

B类：

1．备注。项目与财务部核对结算时，如存在已发生、未结算的支出，应在提供给外部企业的结算表备注中标注"已发生未结算"（除分摊、办公用品、水电网、快递）

2．无明确分摊依据或分摊说明性材料；费用分摊不准确、不合理

3．公益支出项目支持性文件不完整、缺失、有误（票证不符，与实物或项目要求不符），或不符合财务部门的其他统一要求

4．供应商提供的文件或明细等没有供应商盖章证明

5．为保证及时结算，PM应及时报销已发生类目的票据，票据应符合财务部门付款的规定：本年度12月1日前发生的事务不得跨年结算，且应在12月15日前提交财务部符合规定的凭证

项目沟通管理是医药公益类项目管理中首要且非常重要的内容。

表3-59　项目沟通管理

序号	内控项	具体内容	主要责任人
3-37	沟通立场	项目负责人对外开展公益活动，代表了整个组织的形象和声誉，该人选应德才兼备，坚持公益的立场和原则，沟通与表达不卑不亢，能明确自己的责任。在对接捐赠人的过程中，能够引导捐赠人理解公益项目	项目
3-38	沟通管理	1.会议沟通。各项目制订沟通计划，并按计划与项目执行人员（档案、审核、物流、公益专员/相关方）、外部人员（如专家会、医生/药师培训会，企业方管理例会，重要的大型会议）持续保持有效、顺畅的沟通机制，凡会议形式的沟通应形成书面记录/会议纪要。（重要会议保存影音资料）。推荐月度例会形式，一般情况下至少每季度对项目开展情况总结汇报 2.电话沟通。如电话沟通中涉及重要内容，应在电话沟通后形成书面的一致意见 3.书面沟通。正式的沟通渠道，要求如下。 （1）项目变更应形成邮件，如预算使用变更或预算追加，项目方案变更，项目流程变动，项目重要模块如邮箱热线变动等 （2）紧急事件（如医患事件）的处理和项目临时问题（如药品损坏）的解决，应形成记录 （3）里程碑事件达成 （4）需各方确认或知悉的事情，如合同修改，手册修订等 （5）项目无法按原计划达成的时间，应提前告知各方 （6）项目跟进，如协议续签、各方月报沟通文件、项目进展费用使用情况等 （7）重要文件邮递（扫描留档，并跟踪单号） （8）公益专员的管理沟通等 （9）邮件附件一般使用PDF格式，月报等特殊附件不限制附件格式 （10）协议或项目要求的其他应形成邮件的事项 （11）微信等聊天的必要内容应形成备份备查 （12）涉及受益人隐私，机构内部管理等事项，不应进行书面交涉与沟通	项目
3-39	沟通记录备份	项目邮件等记录的备份 项目人员邮件禁止删除，同时每月邮件应进行备份，离岗人员邮箱应统一保存备档（备份与日常行为规范中双备份要求一致）	项目

序号	内控项	具体内容	主要责任人

实务应用参考：

A类：

1. 无原则无底线讨好捐赠人，承诺捐赠人各类不合理的要求

2. 将自己应尽的义务转嫁捐赠人，或胁迫其背书

3. 企业对接人过度参与机构项目执行层业务，或全权介入内部管理，扰乱项目秩序

4. 私自删除邮件

5. 与企业方的重要会议无书面沟通记录，或项目执行半年以上无任何会议纪要

B类：

1. 沟通记录内容缺陷

2. 内部会议无会议纪要或未发送至参会相关人员（如内部管理会议，月度沟通会等）

3. 未按要求每月上传至指定位置；邮件和记录备份缺失

表3-60　项目质量控制（狭义）

序号	内控项	具体内容	主要责任人
3-40	总则	1. 项目负责人对项目的质量全权负责。有义务监督检查项目的各项工作，并有权要求相关部门改正 2. 在质量部门协助核查下，应按照质控部门制定的PDCA工具/CAPA工具，完善项目的质量工作	项目
3-41	内部运营质量	业务外包管理、支持部门工作、采购供应商的监管均定义为内部运营质量 建议：项目负责人定期查阅相关工作，以确保对项目各方情况心中有数	项目
3-42	项目管理质量	针对项目负责人自己的工作内容，自我评价结果 建议：融于日常，持续改进，制定监测/跟进指标并自查，保证外部捐赠方满意，内部领导满意	项目
3-43	外部实施质量	1. 形成差旅巡查计划（可委托相关人员实施），及时沟通跟进地方专员、医生、药师工作，听取受益人的反馈，修正项目管理缺陷 2. 项目出差应形成差旅报告或类似文件，项目组留档备份	项目
3-44	项目评价	收集整理有关项目评价的资料，并做好备档（如感谢信、满意度调查问卷、媒体报道、照片、视频、项目自查评估与改进等）。 注：通常评价的收集应分成两类，包括主动收集（如调查问卷、满意度等），与被动接受（如感谢信等）	项目

序号	内控项	具体内容	主要责任人

实务应用参考：

B类：

1. 一年期项目半年以上，无相应的管理措施和行动
2. 未按时完成质量工作

6. 项目结项

项目的结束也是新项目的开端。在这个维度，面向昨天的是项目的归档和结项报告，面向今天的是项目的持续性，即续签可能性，而更重要的是面向明天，我们需要做项目的总结。具体见表3-61。

表3-61　结项分述

序号	内控项	具体内容	主要责任人
3-45	结项报告	结束的项目应形成结项报告。结项报告应在项目终止日期前形成，并与企业方确认该报告（报告中应至少包括项目执行概况，受益人情况，物资情况，资金使用情况等）	项目
3-46	结项存档	项目结束后，项目资料按照协议要求年限继续留存，并制定好资料存档期间的经费预算（封存要求：防水、防火、防盗、可查等）	项目
3-47	项目续签	通常情况下，为了保障项目的正常运行，应在本项目到期前至少三个月，沟通项目续签意向，或项目调整、续签/新项目筹备，或终止项目准备。继续合作的，则达成新一年的协议和预算	劝募
3-48	项目总结	建议项目结束后，总结项目成功的经验与失败的教训，以便后续更好地开展其他项目	项目

实务应用参考：

A类：

1. 无结项报告，或类似形式的双方认可的结项文件
2. 无存档管理，导致资料丢失、损毁

（四）业务活动——捐赠管理

捐赠管理，主要针对项目运营维度。旨在促进运营型组织的合规、高效、高质、高水平地执行管理项目。推动员工良好的工作积极性，岗位的服务意识，提升受益人的满意度，从而提高捐赠人的满意度。

1. 受益人管理

具体内容见表3-62～表3-71。

表3-62　总则

序号	内控项	具体内容	主要责任人
3-49	总则	原则： 1. 选择原则：公平、公正、公开、非特定 2. 审批原则：尊重、严格 3. 建档原则：受益者建立档案（推荐使用电子档）与数据库 4. 沟通原则：与受益人沟通的信息渠道，确保受益人理解项目宗旨，信息对称，不产生误解，或对组织公信力产生不良的传播或影响 5. 隐私保护：保护受益人及家庭成员的个人隐私、保障受益人的知情权、肖像权等基本权利 6. 受益人管理机制：建立受益人管理机制 7. 禁止条款：受益人不得更改捐赠财产的使用范围，捐赠人不得指定捐赠人的利害关系人作为受益人	项目

实务应用参考

A＋：

1. 审核人员滥用审批职权通过明显不应通过的患者档案或作假档案

2. 项目组与受赠者交流态度恶劣，带有个人情绪等

3. 无受益人档案或档案丢失

A类：

1. 泄露受益人隐私信息（如公示感谢信）

2. 发现受益人倒卖乱用物资而无任何上报或制止行为

表3-63　建立受益人管理机制

序号	内控项	具体内容	主要责任人
3-50	受益人管理机制	1. 依据捐赠协议制定受益人选择标准（书面）、工作流程、工作规范，并公示申请流程、方案和条件，运营负责人制定受益人选择的执行细则 2. 建立受益人审批机制（如审批沟通与记录机制、拒绝处理机制、黑名单机制、出组机制、调查/随访/监督机制、时限机制，问题档案证据机制等） 3. 建立健全受益人文档和数据库的统一管理（如每日档案归档要求、查阅借阅要求、任意档案查找不得超过30分钟等） 4. 管理总结。汇总问题档案审批方法，汇总审核经验，根据工作中的问题优化工作流程和工作文件，定期报告机制等 5. 加强与受益人沟通渠道、方式、时长，确保受益人能够理解公益项目等	运营

实务应用参考：

B类：

长期（项目开始6个月以上）无任何优化或完善管理机制的措施；机制规范存在明显疏漏或缺失

表3-64　受益人的选择

序号	内控项	具体内容	主要责任人
3-51	受益人的选择原则	遵守"三公＋非特定群体＋沟通"原则，不得歧视，泄露隐私，违反伦理性原则（如传染病物料设计、儿童身心健康、患者知情）	运营
3-52	受益人申请档案	申请材料至少包括： 1. 申请表 2. 知情同意书（本人签字） 3. 身份信息 4. 领取记录 5. 其他证明资料（如经济、医学－药品类应有处方单、调查性证明文件等应齐全准确）	运营

续　表

序号	内控项	具体内容	主要责任人
3-53	法人主体的受益人	基本原则： 1. 法人主体的选择符合公益性原则 2. 本组织财产所有权转移时，应签订协议，由接收方管理。接收方应出具接收函、使用完毕出具财产使用证明，并接受组织的监管 3. 本组织所有权未转移，委托执行方管理，推荐签订协议，资产管理仍应遵循本组织要求 4. 受益人接收受托代理资产时，应遵循协议约定。最终受益人签收后所有权转移，该资产不得作为本组织的捐赠收入	运营

实务应用参考：

A类：

1. 档案中申请资料有缺失。申请材料中存在前后矛盾性资料或有歧义的资料；申请材料造假或不实

2. 申请材料不符合项目援助对象的条件（如经济超标，医学条件不符，不符合官网公示的条件），受益人的条件、标准未对外公示

3. 出现冒领物资情况，非本人或其授权人签收记录，或本人不知悉

B类：

1. 材料规范性不符合要求（如必填项漏填、项目参与方签字和备案严重不符、非项目公示的细则要求）

2. 本身无效的材料（如诊断证明等标注有未盖章无效，实收资料未盖章、低保流水无法证实为低保金）

3. 各类系统信息录入缺陷（错、漏、不及时等）

C类：

1. 顺序错乱（资料、档案）、资料残缺、文档破损未封口、乱涂乱画、未处理的多余/无效申请资料（应分开并装订）、重要信息涂改无处理措施等管理缺失

2. 真实但不清晰、无法识别的证明

表3-65　受益人审批

序号	内控项	具体内容	主要责任人
3-54	受益人审批原则	1. 充分调查，严格审批，履行真实性和常识性审查义务 2. 与时俱进，管理尽职，识别审批风险点、不得超限。推荐建立"信息化""区块链""人脸识别"等新技术和App应用，提升审批效能和审批管理的规范性	运营

续　表

序号	内控项	具体内容	主要责任人
3-55	受益人审批管理	审批管理过程至少包括： 1. 尽职性审查与调查 2. 审批记录 3. 审批通知 4. 审批归档	运营
3-56	尽职性审查与调查	1. 审批人履行审核职责，尽职审查申请人情况（不限于资料本身） 2. 不断完善审核技术，优化审查方法，提升审核管理能力，对现有的审核中的风险点（识别）和漏洞（修补）不断更新迭代	运营
3-57	审核记录	审核记录包括： 纸质档案的项目使用纸质审批流程表 纯电子档案的项目使用系统电子记录 审批流程记录要求： 至少包括每一次的收到日期、审核日期，审核过程结果、审核人	运营
3-58	审核通知	审批当日及时清晰告知患者审核结果，沟通用语礼貌亲切，表达清晰，并保留录音备份	运营
3-59	审核归档	受益人档案按照项目要求顺序及时整理摆放整齐，方便可查，档案资料数量与系统记录一致，非工作时间不得乱堆乱放	运营

实务应用参考：

A类：

1. 未审查出的伪造、骗取物资的资料

2. 审批结果通知超时限；审批环节缺失；无审批过程规定的纸质或电子审批记录

3. 无论何种原因导致的未通知，或未沟通到位，受益人不知悉审批结果、不知悉项目，或误解项目的公益性

4. 档案材料中夹杂其他受益人材料

B类：

1. 审批管理缺失（如不同版本的审批工具、岗位标准操作程序、如发票寄回记录、快递记录、审核经验汇总、医生签章丢失的备案文件、AE培训/管理记录、签章核对方法、人员培训上岗培训记录等）

2. 审查工作未尽职（如未对有异议的/低保类的材料展开社会调查并记录结果、未追踪记录异常情况保留证据等）

3. 管理未尽职（如无设计优化的印章防伪功能，或其他有效方案；未按规定随访；无经验分享交流）

4. 审批流程表填写不完整

5. 系统审批记录录入错误、缺失或与纸质记录不一致；档案袋填写错误

6. 非工作时间资料乱堆乱放

7. 归档不及时（资格审核当日归档，领药审核月度归档）

C类：

1. 记录涂改无涂改签字确认

2. 记录文字过于潦草，辨识困难

受益人公益服务标准：本节所指公益服务，主要针对受益人维度，既有远程的热线服务，也包括受益人面对面服务，无论何种方式，都是以服务为中心，同时，解决受益人申请项目中所遇到的问题（推荐使用公益服务中引入新技术的应用，如使用功能完善的AI交互系统，结合人工热线并行，或线上App服务指导等方式提高服务的规范化和效率）。

表3-66 受益人公益服务总则

序号	内控项	具体内容	主要责任人
3-60	受益人公益服务总则	1. 公益服务应以坚持公益组织的立场和原则为前提，按要求提供专业服务 2. 公益服务围绕以服务为主线，以积极、乐观、热情、主动的态度帮助受益人解决问题，遇到问题不得推诿、敷衍了事 3. 公益服务管理，应识别公益服务中的风险点，做好应对措施，并不断完善管理工作（比如：热线中接受非受益人恶意咨询；面对面服务中任何形式收取受益人财物（收费、收礼、借款等）；文字沟通的规范性；对受益人申请承诺等）	运营

实务应用参考：

B类：

管理缺失

表3-67　管理维度

序号	内控项	具体内容	主要责任人
3-61	管理维度	不断完善服务管理工作，方式不限于以下：	运营

1. 思想价值观建设作为服务团队内在的"魂"，推荐定期加强公益服务人员的服务意识、行业法规的知识、文化培训等活动，随时与员工交流工作意识与想法（如月度谈绩效等），在日常工作中通过看似"无为"的方式来引导和影响团队

2. 管理者不断完善管理工作，识别、应对可能的风险点，随时增补制度或规范，定期开展培训/会议通告规范全员工作，并形成记录

3. 各类信息上传下达及时准确，通过邮件/群公告/会议纪要等形式传递最新的动态，并形成适宜的消息接收反馈机制或回访机制

4. 建立数据化的管理方式，辅助公益服务管理

5. 培训。定期组织培训，并保留培训考核上岗与变更的学习行程记录，参考机构或部门的统一规定

6. 例会。公益服务团队内部每月度至少一次例会/沟通会，并保持与项目团队的沟通，形成管理记录（参照PDCA和CAPA方法）

7. 执行力管理。接收到的任务或指令，及时跟进，及时解决，及时反馈，按时交付

8. 管理优化。及时调整更新管理工具或优化流程，如"常见问题的处理/Q&A""行为准则/热线话术"、工具表格，文字沟通标准等，启动不满一年的项目至少每季度更新1次

9. 外部特殊事件/热线故障管理。突发/特殊事件应及时由专员反馈至项目办，项目办相关人员应确认并回复解决措施。系统故障应积极处理，通知各方，在故障排除后，当日处理完成/安抚解决故障中的问题，并登记故障和处理情况等

10. 公益绩效管理参考：利他心向利他行为的转化，捐赠人的价值分享，公益组织运作效率等

实务应用参考（以热线管理为例）：

A类：

热线人员未通过项目主管及热线主管的考核，未形成两方书面考核记录

B类：

1. 无法解答的问题，或积累的经验，以及需要增补管理规范应及时增补在相应的管理文件中（如Q&A等）

2. 热线管理工具应至少包含"热线问答（Q&A）"与"话术"，并根据日常工作及时更新，调整。

3. 制定的规范/标准/话术中存在不适宜表达或明显知识性错误

C类：

1. 管理文件存在疏漏，或3个月内未作任何更新、改进或优化

2. 故障发生后，无后续计划安排，或无任何记录（记录应包括故障的日期，故障名称，如何处理等）

表3-68　态度与服务

序号	内控项	具体内容	主要责任人
3-62	态度与服务	态度影响行为，行为直接决定的公益服务的效果 ○服务方式： 本部分所指方式主要包括"面对面""电话端""文字沟通"三种类型。不同沟通方式应建立的独自的服务原则和要求 ○基本服务要求： 1. 公益项目应通过建立不同方式的沟通渠道和方式，确保受益人充分理解公益项目和信息 2. 按照项目要求，专业、正确的解答患者的咨询，不清楚的问题不乱回复，及时协调各渠道解决 3. 按要求及时接听患者咨询电话，如特殊情况未接通的电话应及时回拨（公益专员） 4. "面对面"的方式应灵活处理。拜访、接受咨询、协助发药等工作应着装得体，守时守约（建议提前10分钟到场），作充足准备（如提前准备名片、拜访资料，工具表单等），针对不同对象采取适当的沟通的方式和方法 5. 按项目要求，协调医院与医生，与驻地项目医生或医院建立联系，每月度应进行至少一次医生的拜访，协助医生项目工作，形成拜访记录（拍照上传至PAP系统） 6. "电话端"解答咨询时，用语规范，专业，回复统一（与话术要求一致），训练有素，给予患者清楚、有效、及时的指导。无法解答的问题应及时反馈，及时处理（当日必须回复）等 7. 测试电话应在每日接线前进行（上下午接线前各进行1次测试），此外，当空闲超过90分钟无任何电话接入时，应进行人工测试，并做好记录 8. 形成服务记录：面对面沟通按要求系统记录工作日报，工作中的任何电话录音、微信记录、文字书面沟通，或照片视频等，均应作为记录/证据留存 ○工作禁忌：（严肃处理） 1. 禁止外部公益服务人员委托企业人员执行本职工作（如医药代表），或内部公益服务互相推诿敷衍，公益服务应采用"首问责任制" 2. 严禁以任何形式或方式收取任何财物（包括类似如借款、收礼收费等行为，必要而无法拒绝的礼品，应上报至区域督导，并由督导进行记录）。如发生严重违法事件将依法追究法律责任	运营

序号	内控项	具体内容	主要责任人
		3.　无审批职权的人员，严禁承诺患者或任何人有关项目的申请结果 4.　热线服务工作中严禁出现有效呼损、急躁、吵架等恶劣行为或事件，也不得对患者有意误导（注：如在沟通中产生投诉应由非当事人积极处理）	

实务应用参考（以热线管理为例）：

A类：

1.　严重的投诉事件或故意的投诉事件（如热线人员主动让患者投诉）

2.　电话沟通中，周围环境发出不尊重或非工作场景的声音（如吃喝声、笑声等）

3.　出现故障/紧急事件未积极处理与解决，或故障问题未得到有效的处置或平息，或造成严重的不良影响，或业务瘫痪

4.　有意或无意的表达出不满情绪（如沟通过程中突然提高音量，表达出不尊重的语言，使用服务禁语，以强势的反问的态度与患者沟通（难道……？）

B类：

1.　沟通中患者等待时间过长（30秒），未事先提醒患者

2.　单个受益人交流时间过长，在保持足够耐心的基础上，未引导患者或协助尽快解决问题

3.　接听患者咨询时，不会顺畅地使用系统或管理工具等

表3-69　沟通

序号	内控项	具体内容	主要责任人
3-63	沟通	○理解：准确理解、听懂沟通对象表达的内容，辨明弦外音 ○表达：沟通顺畅，排除受益人的因素，工作人员应在准确理解咨询人的问题的基础上清晰回复、表达或回复观点 ○声音（针对热线管理） 1.　沟通时，语气应平稳、吐字清晰，语态诚恳、语调积极，语音标准；语言表达清晰、准确 2.　通话时，注意通话礼节，礼貌用语，避免服务禁语；注意倾听，不应无理由抢话 3.　控制通话节奏、引导受益人正确高效的咨询解答对话方式 4.　除特殊需要外，禁止使用方言沟通 推荐：热线人员通过普通话水平能力测试二甲或以上水平 ○行为方式（针对公益专员） 根据沟通对象的不同，选择适宜的沟通方式，沟通结果的评价，以受益人/当事人满意度评价来衡量。建议保持微笑、亲和、热情的工作方式与受益人交流	运营

续 表

序号	内控项	具体内容	主要责任人
		○反馈： 在遇到异常的咨询时（不愉快的对话、对方投诉、非受益人/常规咨询、刁难的咨询、地方所见所听的不良言论、违法/违规行为等），应及时、准确识别，积极寻求协助，或上报至上级领导并记录清晰。此外，发现值得借鉴的优化点也应积极反馈	

实务应用参考（以热线管理为例）：

A类：

1. 语言表达不流畅不清晰，断断续续，不能表达明确含义、表达不连贯

2. 答非所问，误解对方的意思，导致沟通不畅

3. 急躁、不耐烦等表达沟通方式以及强硬态度的沟通行为

4. 明显的异常情况未做上报

B类：

1. 通话过程中明显带有方言情况

2. 严禁沟通中使用禁语

3. 沟通中使用口头禅、啰唆等情况（如"这个""那个""哦""啊"等）

4. 抢话或者多次打断受益人说话

C类：

吐字不清晰、吞音、拖长音、使用对方无法理解的方言

表3-70 专业性

序号	内控项	具体内容	主要责任人
3-64	专业性	专业性维度主要包括公益服务的基础知识和专业知识两个方面 1. 公益服务服务工作人员应熟知所负责项目的基本情况，掌握项目的基本业务知识和工作技能（包括如行业知识、机构统一管理要求、常见问题的处理/Q&A、行为准则/热线话术，区域公益专员（协管员、医疗社工）的基本信息（姓名及联系方式）及变更情况、项目办联系渠道/投诉举报渠道、药品的发放标准以及药房的地址和发药时间、工作系统操作与使用等） 2. 熟知/了解所负责项目和领域的相关专业知识，项目各细节要求，包括但不限于项目医学疾病常识、物资基本常识、项目规则、疑难问题的处理与解答沟通技巧、与外部合作方的关系等 注：不得代替医务人员行使诊断判断或做出项目承诺。	运营

序号	内控项	具体内容	主要责任人
		3. 监督反馈与稽查。公益服务过程中，各人员也承担着投诉处理，地方公益项目执行情况监督，发药点协助与监查等专业性工作（盘库存、发药流程、异常事件、总库检查、专项调查、患者交流会监督等），一旦发现异常，应及时上报（书面形式，保留证据）	

实务应用参考（以热线管理为例）：

A类：

1. 基本业务知识和专业知识含糊不清，基础知识不理解，或不清楚工作要求，或未掌握基本的工作技能

2. 回复错误/统一要求的标准回复主体内容有缺失

B类：

未按照话术、Q&A等工作要求回复患者或未按照管理组制度规定处理问题，导致产生与标准分歧的意思表示

表3-71　工作记录

序号	内控项	具体内容	主要责任人
3-65	工作记录	服务记录包括：热线记录、文字沟通记录、公益专员工作记录、录音、特殊事件调查报告等 1. 工作记录清晰、准确、完整 [以热线记录为例： 热线记录应清晰简洁描述重点；咨询几个问题记录几个问题；特殊的情况（非常规的电话，或感觉很奇怪、敏感、棘手的询问等，如捐赠方人员、媒体，医药代表，投诉事件、医生药师反馈、患者言语中带有强烈的情绪、质问项目、医患/公共事件……）应详细记录] 2. 定期形成记录备份 [以热线记录为例： 呼叫中心录音每周至少备份1次，且所有录音备份随时可查（含测试录音）] 3. 文字类型的沟通回复，应有文字回复标准文稿，文字沟通内容应谨慎，鼓励亲和、接地气的服务对话方式（推荐：每日汇总文稿，建立文稿回复问答的数据库管理机制，推动AI回复体系建设，管理上记录可查，注意防范不规范表达的文书风险）	运营

序号	内控项	具体内容	主要责任人

实务应用参考（以热线管理为例）：

A类：

1. 记录丢失，未做记录或未备份

2. 对外文字沟通记录存在错误、服务态度等问题

B类：

录音未及时下载保存（至少每周备份，推荐技术解决，管理上管理好备份和查阅）

C类：

1. 记录查找困难，或记录混乱、不清晰、不准确、不完整

2. 热线管理未做好特殊问题的回复话术、管理要求、反馈机制等

受益人档案管理（参照"日常行为规范"文档管理要求）

推荐电子化、电子档、无纸化管理，建立档案信息化平台、电子档案数据库。

2. 实物/资金捐赠管理

实物捐赠属于公益项目中比较复杂的内容，如果是某些特殊物资（如医药类），则同时应符合该行业的相关的法律规定，具有一定的专业性。我们根据现有的法律法规和相关政策，以及公益组织的实际工作情况，以较为复杂需要一定存储条件的处方药捐赠为主线，拟定了如下实物捐赠的管理标准。非药品类的实物捐赠（除去药品的特有标准项外），本标准的框架同样适用。

本标准共分为5个章节展开介绍，包括总则、实物捐赠管理机制建设、物资管理、物流管理、发放点管理五个部分。实物捐赠的整体逻辑一般围绕"从哪里来、如何管理、用到哪里"这3个维度设计项目，本节内容更多地侧重于"如何管理"制定相应的要求，具体见表3-72～表3-76。

总则

表3-72　实物捐赠总则

序号	内控项	具体内容	主要责任人
3-66	总则	总原则：合法、持续、安全、精准 合法： 1. 捐赠的实物具有使用价值（各组织应确保到达最终受益人的质量、效期、可使用等） 2. 实物捐赠符合本组织慈善宗旨（不符合宗旨的实物可通过变卖/拍卖方式处置） 3. 公益组织不得对物资担保，或抵押物资获取回报 4. 行业法规（如药品管理法、捐赠药品进口管理规定等） 5. 实物捐赠的项目，禁止对捐赠的实物产品进行推广、宣传等 持续： 1. 防止物资管理不当造成浪费或短缺 2. 推荐：大型器械类捐赠应保证一定周期的维护、药品类项目应保证患者完整治疗周期的治疗 安全： 1. 实物常规管理（存储运输发放环节的安全性） 2. 物资本身的质量、安全、卫生、环保属性等，且受赠的非货币资产无纠纷 3. 特殊物资（如具有生命的实物，存在效期、与人的生命密切相关的、高值物资）的管理应有特殊的管理办法 4. 捐赠人捐赠本企业产品依法承担产品质量责任和义务 精准： 物资账实数据实时、清晰、可查	项目
3-67	岗位履职要求	1. 物流管理岗位对捐赠物资和物流管理全权负责，长期合作的项目有权对物资协议提出意见并与捐赠企业沟通 2. 统筹管理物资的调拨、储存、运输、发放、异常处理等各环节工作 3. 协调沟通监管委托第三方的工作、复核物资流转各环节的单据凭证等	运营

实务应用参考：

A类：

物流管理岗位失职而导致的捐赠物资发生重大损失，或物资问题严重影响项目运营，或发现重大问题/隐患时未及时上报

（1）实物捐赠管理机制建设

由于实物管理中涉及较多的制度、流程、工具和机制，标准建议各管理人员应自行优化各自的项目，优化方法可根据实际工作的中发生或出现的漏洞进行分析总结。此处，为了使各物流管理人员深入了解机制建设的基本原理，以达到自行完善管理机制的目的，我们提供如下标准案例处理方法，供使用者学习参考。

问题："双11"期间，由于配送商的配送能力所限，发生了延迟到货的现象？（假定之前从未发生过此类事件）

处理方法：①确保物资安全。物资首先移至符合条件的待验区，等待放行报告。②立即知会项目各方，进一步了解事情的缘由。③由承运商出具情况描述和原因分析报告。④管理层根据质量报告，商讨确定此事件的处理结果（放行/不放行-销毁索赔）。⑤制订预防措施和方案，如下次"双11"期间，提前备货，或制订特殊周期的备配送机制。⑥所有过程每一个环节的处理形成文件，并保留记录、形成的报告和纪要发给捐赠企业、物流方各方备档。

表3-73 物流

序号	内控项	具体内容	主要责任人
3-68	物流管理	建立实物捐赠的管理制度与要求，并不断完善管理要求： 1．项目物资的管理制度与要求（质量、存储、盘点、异常情况处理等） 2．第三方物流的管理制度 3．发放点管理制度与要求（发放点选择标准、物资保管发放要求等）	运营
3-69	物流流程	建立实物捐赠的操作流程和表格工具，并不断完善实物的规范化运作，不限于以下： 1．入库验收流程 2．调配出库流程 3．物资发放与管理流程 4．物资盘点流程 5．物资灭失的索赔流程 6．销毁流程（过期、破损或质量问题等） 7．异常/意外事件处理流程/预案（含温湿度异常处理流程、超时配送、运输路线异常处理流程、退换处理等）如"双11"、春节、两会等 8．物流变动管理流程（仓库变动、协议主体/证照变更） 9．特殊——医疗废物流程等	运营

实务应用参考：

A类：

1．制度缺失；流程缺失

2．未按照制度要求实施；未按流程实施

B类：

1．根据工作情况，至少每半年更新一次制度要求和制度细节

2．重要流程未实施，如缺失年底存货盘点、医疗废弃物邮寄项目办等

C类：

制度、流程的优化项

（2）物资管理——物资存放于一级仓库（总库房）

表3-74　物资管理

序号	内控项	具体内容	主要责任人
3-70	验收	由公益组织人员和/或授权委托的第三方人员，对实物的数量、质量等验收。核对并签订验收单据	运营
3-71	入库/ 入账	1. 完成验收的物资安排入库，确定存放的地点、做好入库登记，签署入库单（系统办理入库） 2. 捐赠财产应通知机构财务部门办理入账，开具捐赠票据（受托代理资产依据协议或实际情况处理）	运营
3-72	贴标	验收合格慈善物资应贴标以区分其财产性质（药品类贴标应符合《捐赠药品进口管理规定》的要求）	运营
3-73	存储 要求	1. 存储于符合该物资存储条件的场所 2. 药品类按照GSP规定的条件存储，如分区、防火、防潮、特定库房、温湿度等 3. 按要求定期抽查，形成物资的维护抽查记录，确保账物相符，存储安全	运营
3-74	盘点 监督	每季度现场核查物资（含药品类）总库存储情况，保留盘点时照片和盘点记录，确保药品实时存储过程中的"货""账""单"数据精准无误 建议每月度与总库管理方对账，确保管理过程中的账物相符并留存记录	运营
3-75	特殊情 况处置	特殊情况（如丢失、损坏或未知事件）有规定按规定流程处理，无规定的事件，通常应保留好情况记录、现场照片、几方签字确认的处理意见/处理审批意见、明确的处理结果、情节严重的应追偿追责	运营

实务应用参考：

A类：

1. 货账单不符，未查明原因

2. 药品流向和实际不符

3. 未实施盘点，或盘点数量核对不一致，但未查明原因

4. 因存储的监管不善导致的物资损毁、灭失、质量问题等。不可抗力除外

B类：

委托第三方或自行保管的物资，发生特殊事件后，各方处置的过程性文件、沟通记录，处理方案，处置意见和结果等均未有记录

（3）物流管理——物的流动过程

物流的管理工作专一性较强，工作内容主要包括：调配指令、预估、出入库、异常处理、第三方监管等。如果为药品类项目，捐赠的药品的管理应符合行业法规如《中华人民共和国药品管理法》《捐赠药品进口管理规定》《药品经营质量管理规范》等相关政策。慈善组织对捐赠药品储存、运输、分发等环节应符合要求，以保证药品质量。

表3-75　物流管理

序号	内控项	具体内容	主要责任人
3-76	物流管理工作	1. 准确预估订单与下达指令 2. 监测出入库数据和监管第三方物流的工作按要求实施 3. 按照物流流程的规定实施相关工作，在工作中提出优化方案	运营
3-77	调配、预估与预警	1. 机制：每月度密切监测、整理、记录、测算总库、分库进出存物资情况，建立预估体系，跟踪物资效期情况，实时调配各地的物资，上报总库预估的情况和订单意见。出现任何异常（监控常规发货量）及时预警，跟进预警反馈，并在当月及时有效地处理。（推荐结合大数据和项目综合分析优化本条工作） 2. 要求：物资出入库与库存数量合理性（效期范围内可发放完毕，不出现缺货、断货等物资浪费事件）	运营
3-78	出入库要求	物资进、出、存过程中"货""单""账"数据精确无误 1. 定期核对物流订单（发货指令）与第三方物流的发货（总库台账）应保持一致 2. 核查项目管理系统中的账与项目管理单据、数据相一致。单据包括：总库入库单据、项目办订单数据、第三方物流公司出库单据、药房收货表等相关单据准确、齐全 3. 月度复核出入库数据准确无误后，进行数据上报，上报数据后禁止更改	运营
3-79	第三方管理	第三方的管理活动较为灵活，根据实际工作情况的不同来处理 参考方法： 1. 涉及第三方物流的项目，应在协议中明确约定权责和处理方案 2. 制订对第三方管理方的管理制度与要求 3. 定期与物流第三方开展沟通会沟通相关问题，形成纪要，及时跟进 4. 如有必要协议中明确处罚机制，联合专项审计评估机制等 5. 物流方拜访，收集证据，现场交流等	运营

序号	内控项	具体内容	主要责任人
		实务应用参考：	

实务应用参考：

A类：

1. 违反某类物资所属行业相关法规的行为，并产生严重后果

2. 未按照规定的物流管理流程操作，并造成物资浪费，损毁等事故

3. 货账单不符（总库、分库）；进出存单据丢失

B类：

1. 未实施有效预警并跟进（预警至少应提前3个月以上）

2. 调配配送数量不合理或错配，尚未造成损失，且可采取有效措施

3. 第三方监管中发生的缺陷。如总库出库与药房签收的时间记录与协议要求配送时限存在差异等

（4）物资发放点管理——发放至最终受益人

本节的物资发放主要针对委托发放，工作内容主要包括：物资管理（接收、入库、存储、盘点）、发放点管理人员、发放点及发放工作管理的标准等。由于药品的特殊性，处方药的调剂通常采用药师来发放。

表3-76　物资发放点管理

序号	内控项	具体内容	主要责任人
3-80	机制建设	1. 建立物资发放的管理机制 2. 建立物资发放人员的管理规范、要求、操作流程和工具等（推荐新技术的应用，规避传统方式的风险） 3. 确保发放点和发放人员遵照规定，按要求执行（推荐定期现场监查）	运营
3-81	接收/入库	1. 检查物资有无异常，无异常直接办理入库；异常物资则应及时与物流负责人员沟通，按相应要求办理待入库 2. 收货可采取委托授权的方式代为收货，但相应人员应经培训，告知其操作要求，并签署授权书	运营
3-82	存储要求	物资存储应符合存储条件。委托第三方保管的，应形成保管监测记录备查（如温湿度）	运营

序号	内控项	具体内容	主要责任人
3-83	盘点	1. 每月度发放人员实施盘点 2. 项目办依据项目情况组织制订抽查计划，保留抽查记录、发放情况巡查结果，存储情况巡查结果、盘点数据结果、照片等（巡查可授权委托） 3. 账物相符。（药品为例） （1）规范药师每月底对药房库存进行盘点，并在系统中记录盘点数据 （2）药师盘库实际数量与管理系统计算数量不一致，应自动锁库。锁库药房必须经拍照或视频等实时的方式检查账物相符的情况，再进行解锁 （3）药品实际流向应与账面记录一致 4. 账账相符。（药品为例） （1）发药日跟进药房流向单反馈 （2）核查项目管理系统中发药点的账与项目管理单据相一致。单据包括：项目办订单数据、药房收货单、药品流向单、库存单等相关单据准确、齐全 （3）月度复核发药点出入库数据准确无误后，进行数据上报，上报数据后禁止更改	运营
3-84	发放点管理者工作标准	由于发放点的管理活动较为灵活，建议管理人员，根据实际的工作情况有针对性的协调管理物资发放工作，管理建议如下： 1. 采取集中培训/单独培训的方式并形成记录，跟踪培训执行落实情况 2. 每日跟进发放人员的发放数据录入情况，如有异议，沟通发放人员，远程核对受益人信息 3. 物流管理人员复核发放单据情况，清晰记录复核结果，及时反馈并纠正发放中存在的问题；按月度汇总各药房执行情况，总结归纳并形成简报和例会，分组沟通，逐步规范物资发放工作 4. 保持与发放人员日常的频繁沟通和不定期的监查拜访发放点（可授权委托） 5. 公益专员（如有）按项目要求协调、监督发放点的工作（包含发药点的库存、发药流程、异常事件等）	运营

序号	内控项	具体内容	主要责任人
3-85	发放点与发放人员管理工作	1. 项目组决定发放点的选择，协议应明确相关权责和要求，退出机制等 2. 推荐项目组自行管理发放点。委托第三方管理的发放，也应该对实际发放点资质、发放人员的资质进行确认，并完成对物资发放的相关培训工作。药品类项目应在药剂科/社会药房，选择有药师资质的人员进行发放 3. 发放点应符合规定的要求，具备发放物资的资质、能力和经验，同时配合度高，确有意愿从事发放工作（如接受项目办的统一管理，大量患者领药的处理能力，患者纠纷事件的处理能力等） 4. 发放点可建立自我预警反馈机制。如物资不足的调拨申请，有效期的提醒等 5. 特殊物资（如RX）发放应符合行业规定，发放人员按照物资发放流程和制度要求发放物资，确保物资发放的准确、可查 6. 药品类物资除质量问题外，一经发放不得退换	运营

实务应用参考：

A类：

1. 发放点物资储存条件不符合项目规定或物资存储条件，造成物资损毁，物流管理人员承担监管责任

2. 物资丢失被盗，未赔偿损失

3. 药品流向与实际不符

4. 账账不符、账物不符

B类：

1. 未建立管理机制

2. 物流管理岗位失职造成的药房、药师备案缺失，药房资质有异议

3. 发放流程操作不规范。如未按要求或流程严格执行患者身份核对、未在系统中录入患者领药信息等

4. 药房温湿度无记录，温湿度异常未处理，温湿度仪器无校验报告，或校验报告出具方无资质

C类：

1. 流向单涂改后，药师未签字

2. 药师系统操作错误或缺失，进出存单据不合格，或提交月报不及时/不合格，领药材料不合格等（建议对同类错误发生3次以上的药房进行更换）

（5）资金捐赠管理

对照实物捐赠的内容，我们这里所指的资金捐赠主要针对受益人为患者的公益项目，解决患者在其治疗过程中，涉及较高的医疗费用支付问题，包括患者购买药品的资金补助类型的项目，医学检查诊断的资金补贴等。本节内容主要针对的对象主要是"资金"，这类项目中最经典的是血友病患者的资金援助项目，血友病患者一般需要终身使用凝血因子进行治疗，这类药品的医保的报销比例在85%左右（各省不同），项目通过基金会的捐赠剩余的15%部分，帮助患者实现零自付。具体见表3-77。

表3-77 资金捐赠管理要求

序号	内控项	具体内容	主要责任人
3-86	管理要求	各类的管理要求参照其他章节。此外： 1. 持续性。预估捐赠资金的使用情况（剩余、使用周期等），提前与企业沟通后续的捐赠资金拨付 2. 推荐一站式结算等方式，优化项目流程等	运营
3-87	执行细则	援助资金金额应仔细核算，准确按时拨付患者，援助资金的明细应与系统记录保持一致	运营

实务应用参考：

A类：

1. 援助金额计算错误

2. 援助资金打款日期晚于规定打款期限

3. 患者收款信息（银行卡号、姓名等）录入有误

B类：

1. 援助申请表中非金额类错误

2. 援助明细与系统记录不一致（援助明细、系统数据与申请资料的援助信息应一致）。援助明细：审批的患者数据形成报表，包括但不限于患者信息、银行信息、发票信息、援助金额等内容。系统记录：申请人信息及时、完整、准确录入项目数据库系统

缺失资金使用的监控管理

（五）业务活动——医药公益项目特殊内容

根据《基本医疗卫生与健康促进法》"医疗卫生与健康事业应当坚持以人民为中心，为人民健康服务。医疗卫生事业应当坚持公益性原则"。医疗卫生事业本身便具有天然的公益属性，当专业医疗卫生与慈善组织的项目结合时，就需要公益项目同时符合公益原则的要求，也必须符合现有医药行业的基本法律法规和行业规则。我们根据现有医药类公益项目的经验，梳理了医药公益项目特殊内容。具体见表3-78～表3-84。

表3-78　医药护项目要求

序号	内控项	具体内容	主要责任人
3-88	医药护项目备案	1. 在通常情况下，医药类公益项目，如涉及临床诊疗相关，项目应对医生进行备案；涉及药品的输注，如有需要，可对护士进行备案；涉及药品发放与药品管理相关，应对药师进行备案 2. 涉及院外药品领取院内注射的药品，通常还应对医院进行备案 3. 推荐使用线上备案、电子化备案	运营、项目

实务应用参考：

A级：

1. 备案清单数量与备档文件不一致

项目备案清单（医药护）数量与备案文件一致（清单：电子版，纸质版、系统清单均可）

2. 备案缺失或资质有异议

3. 要求的培训（医生/药师/其他），无培训记录或培训签到或其他培训证明材料等

B级：

1. 项目参与HCP无相关的管理制度或要求（如包含遴选标准、备案流程、退出要求等管理要求）

2. 无备案清单/目录

3. 无医生签章的抠图备案（或采用电子签章，或更安全的互联网认证方式）

4. 备案文件的归档整理时限15天

C级：

项目医生签字备案信息未及时上传管理系统

表3-79　诊疗流程与处方

序号	内控项	具体内容	主要责任人
3-89	诊疗流程与处方	1. 任何医疗类项目的设计，均应尊重正常的医师诊疗行为，使用正规医疗文书，而不应干预常规的诊疗流程和行为，以及发药流程 2. 推荐项目回归使用合法有效的医疗文书或原始病历资料，减少冗余繁杂的项目自定义设计资料 3. 药师是处方审核的第一责任人，按"四查十对"的要求审核处方，项目办复核相关信息	运营、项目

实务应用参考：

A类：

处方药品数量与流向单药品数量、发药数量、项目方案规定等内容不一致

B类：

处方使用不合规（存在医生签字的空白处方，药师/任何人代补填处方信息等）

C类：

处方应完整填写，重要信息未填写或重要信息涂改未经医师签字

表3-80　医学研究

序号	内控项	具体内容	主要责任人
3-90	医学研究	1. 从事此类活动的公益组织业务范围应具有医学、卫生、健康或研究等相关的内容 2. 研究前，形成研究方案。研究项目应符合科学性要求。临床试验应符合伦理性（伦理委员会审查）和科学性原则（GCP）。推荐统计专家和临床专家共同参与研究方案设计 3. 研究中，保留研究过程性资料。推荐研究数据采用软件系统管理，并有过程性监查 4. 研究后，形成研究报告或成果。有公益组织资助的医学研究，研究成果应用于公益，而不能是商业目的，知识产权或研究成果通常应归公益组织和研究者共同所有。研究成果应进行公示 5. 公益组织在医学研究中，应重点关注研究的公共利益属性和价值；资助、研究项目管理；研究平台搭建等，无相应研究能力不建议从事研究项目	运营、项目

表3-81　药品不良反应

序号	内控项	具体内容	主要责任人
3-91	药品不良反应（ADR）	1. 参照药品行业法规规定，建议公益组织按行业要求报告疑似药品不良反应 2. 项目如有不良事件（AE）的特殊规定，参照各项目要求，AE应进行培训、登记、及时沟通、按要求记录、按时上报、及时反馈汇总、严禁漏报，并符合上报要求	运营、项目

实务应用参考：

A级：

1. 不良反应引起的医疗纠纷。项目申请设计时，无明确的告知声明和知情同意

B级：

1. 不良事件填报有误，或未及时上报

2. 对不良事件上报不了解等

3. 未按项目规定处理的患者投诉（PC）事件

表3-82　医疗物资贴标

序号	内控项	具体内容	主要责任人
3-92	医疗物资贴标	1. 建议对捐赠物资贴标，以明确用途、性质、归属 2. 药品贴标应符合慈善药品的管理要求	运营、项目

实务应用参考：

B类：

1. 药品未贴标签

2. 标签损坏未更换

3. 药品标签内容不符合法定的要求

表3-83　废弃物处理

序号	内控项	具体内容	主要责任人
3-93	医疗废弃物处理与空包装回收	1. 药品在受益人接收时所有权已经转移，且空包装具有一定保护药品的作用，不建议对药品的空包装实施回收。如需要对药品的空包装回收，回收管理应符合合同要求 2. 一旦质量合格的药品变为药物性废物（过期、淘汰、变质或者被污染），则其收集、运送、贮存、处置应参照《医疗废物管理条例》的规定	运营、项目人

实务应用参考：

B类：

1. 未达到合同规定/项目规定的空包装回收要求，如缺少空包装回收记录

2. 无医疗垃圾处理资质的机构自行销毁、邮寄医疗废物等

表3-84　医疗器械类

序号	内控项	具体内容	主要责任人
3-94	医疗器械类	1. 大型医疗器械的捐赠，应同时确保一定期限内器械后续的维护、保修、耗材 2. 医疗器械按产品安全性分为三类[①]，捐赠应确保其质量和安全性，其中三类为严格管理类，受益人应具有相应资质、对应的使用能力。推荐直接捐赠至医疗机构 3. 三类医疗器械的捐赠受益人为患者时，应明确患者应用的安全性和责任问题 4. 有温湿度、防震等特殊条件的医疗器械运输存储应符合规定 5. 大型器械的捐赠，不得借捐赠之名绑定特定耗材销售	运营、项目人

---

① 医疗器械按照其风险程度进行分类，分为一类（风险程度低），如手术刀、衣帽、手套、纱布等；二类（中度风险）如血压计、体温计、口罩、呼吸机等；三类（高风险），如血液透析装置、植入器材等。

写在最后

本书的最后，我们将卫生健康公益领域的行业法规整理汇编梳理成册，这些内容是作为指导行业健康有序发展的重要保证，这里我们将分成公益和卫生两部分，分别整理了常用的四十二项法律、法规、条例、通知、文件、办法、意见等。供有需要的人员参考，以帮助大家合规有效地开展工作。为了更有针对性地、高效地阅读这些法规，我们首先对几百项政策文件做了重点的筛选，同时对每一项筛选出来的法规文件又再次进行重点内容摘录，保留了我们认为与工作最为密切相关的条款。如果您确有需要阅读全文，我们建议您直接在相应的网站上按名称搜索。

卫生健康公益领域由于横跨两个行业，其法规政策相对较多，在重点法条的重点学习之余，信息化时代最好的方式是建立统一的行业数据库，以便于定位查询学习和使用，但是这种跨多领域的政策法规数据库一般很难找得到，而且数据库还要定期的维护最新政策文件和通知。目前，我们已经在内部建立了一整套涉及医药卫生、公益领域、财税审计等方面的政策文件数据库，并计划在适宜的时间，开放网页版公共数据库端口，以供同行使用，该数据库由我们的团队负责定期维护整理和收集，以方便每一位同行学习、搜索、查阅和使用。

本书的最后，我们希望得到您随时的反馈，并期望与您真诚的沟通与交流，您的意见将是我们最大的动力。如有合作需要，也欢迎随时联系我们，您可以发邮件至：yuchuntao@bjhacf.org，或者直接通过官网的联系方式与我们联系。

愿心永恒！

附：
常用政策法规文件
与要点摘录

一、医药卫生篇

1. 《中华人民共和国基本医疗卫生与健康促进法》

2. 《中华人民共和国药品管理法》

3. 《医疗废物管理条例》

4. 《医疗废物分类目录》

5. 《医疗器械监督管理条例》

6. 《处方管理办法》

7. 《互联网诊疗管理办法（试行）》

8. 《捐赠药品进口管理规定》

9. 《药品经营质量管理规范》

10. 《药品流通监督管理办法》

11. 《卫生计生单位接受公益事业捐赠管理办法（试行）》

12. 《药物临床试验质量管理规范》

13. 《关于加强医疗卫生机构统方管理的规定》

14. 《加强医疗卫生行风建设"九不准"》

15. 《"健康中国2030"规划纲要》

16. 《关于健康中国行动有关文件的政策解读》

17. 《国务院关于实施健康中国行动的意见》

二、公益慈善篇

1. 《中华人民共和国慈善法》

2.《中华人民共和国民法典》

3.《中华人民共和国公益事业捐赠法》

4.《民办非企业单位登记管理暂行条例》

5.《慈善组织认定办法》

6.《慈善组织保值增值投资活动管理暂行办法》

7.《慈善组织信息公开办法》

8.《关于慈善组织开展慈善活动年度支出和管理费用的规定》

9.《慈善组织公开募捐管理办法》

10.《民政部关于鼓励实施慈善款物募用分离　充分发挥不同类型慈善组织积极作用的指导意见》

11.《中华人民共和国境外非政府组织境内活动管理法》

12.《基金会管理条例》

13.《关于规范基金会行为的若干规定（试行）》

14.《关于进一步加强基金会专项基金管理工作的通知》

15.《民政部关于基金会等社会组织不得提供公益捐赠回扣有关问题的通知》

16.《社会组织评估管理办法》

17.《民政部直管社会组织重大事项报告管理暂行办法》

18.《中央和国家机关会议费管理办法》

19.《社会组织信用信息管理办法》

20.《关于非营利组织企业所得税免税收入问题的通知》

21.《慈善捐赠物资免征进口税收暂行办法》

22.《关于公益性捐赠税前扣除有关事项的公告》

23.《关于公益性捐赠支出企业所得税税前结转扣除有关政策的通知》

24.《关于公益股权捐赠企业所得税政策问题的通知》

25.《公益事业捐赠票据使用管理暂行办法》

26.《关于加强和完善基金会注册会计师审计制度的通知》

一、医药卫生篇

1.《中华人民共和国基本医疗卫生与健康促进法》

第三条 医疗卫生与健康事业应当坚持以人民为中心，为人民健康服务。

医疗卫生事业应当坚持公益性原则。

第四十条 政府举办的医疗卫生机构应当坚持公益性质，所有收支均纳入预算管理，按照医疗卫生服务体系规划合理设置并控制规模。

国家鼓励政府举办的医疗卫生机构与社会力量合作举办非营利性医疗卫生机构。

政府举办的医疗卫生机构不得与其他组织投资设立非独立法人资格的医疗卫生机构，不得与社会资本合作举办营利性医疗卫生机构。

第八十三条 国家建立以基本医疗保险为主体，商业健康保险、医疗救助、职工互助医疗和医疗慈善服务等为补充的、多层次的医疗保障体系。

国家鼓励发展商业健康保险，满足人民群众多样化健康保障需求。

国家完善医疗救助制度，保障符合条件的困难群众获得基本医疗服务。

2.《中华人民共和国药品管理法》

第三条 药品管理应当以人民健康为中心，坚持风险管理、全程管控、社会共治的原则，建立科学、严格的监督管理制度，全面提升药品质量，保障药品的安全、有效、可及。

第六条 国家对药品管理实行药品上市许可持有人制度。药品上市许可持有人依法对药品研制、生产、经营、使用全过程中药品的安全性、有效性和质量可控性负责。

第十四条　药品行业协会应当加强行业自律，建立健全行业规范，推动行业诚信体系建设，引导和督促会员依法开展药品生产经营等活动。

第二十条　开展药物临床试验，应当符合伦理原则，制定临床试验方案，经伦理委员会审查同意。

伦理委员会应当建立伦理审查工作制度，保证伦理审查过程独立、客观、公正，监督规范开展药物临床试验，保障受试者合法权益，维护社会公共利益。

第五十八条　药品经营企业零售药品应当准确无误，并正确说明用法、用量和注意事项；调配处方应当经过核对，对处方所列药品不得擅自更改或者代用。对有配伍禁忌或者超剂量的处方，应当拒绝调配；必要时，经处方医师更正或者重新签字，方可调配。

药品经营企业销售中药材，应当标明产地。

依法经过资格认定的药师或者其他药学技术人员负责本企业的药品管理、处方审核和调配、合理用药指导等工作。

第五十九条　药品经营企业应当制定和执行药品保管制度，采取必要的冷藏、防冻、防潮、防虫、防鼠等措施，保证药品质量。

药品入库和出库应当执行检查制度。

第七十一条　医疗机构应当有与所使用药品相适应的场所、设备、仓储设施和卫生环境，制定和执行药品保管制度，采取必要的冷藏、防冻、防潮、防虫、防鼠等措施，保证药品质量。

第七十二条　医疗机构应当坚持安全有效、经济合理的用药原则，遵循药品临床应用指导原则、临床诊疗指南和药品说明书等合理用药，对医师处方、用药医嘱的适宜性进行审核。

医疗机构以外的其他药品使用单位，应当遵守本法有关医疗机构使用药品的规定。

第七十三条 依法经过资格认定的药师或者其他药学技术人员调配处方，应当进行核对，对处方所列药品不得擅自更改或者代用。对有配伍禁忌或者超剂量的处方，应当拒绝调配；必要时，经处方医师更正或者重新签字，方可调配。

第九十条 药品广告的内容应当真实、合法，以国务院药品监督管理部门核准的药品说明书为准，不得含有虚假的内容。

药品广告不得含有表示功效、安全性的断言或者保证；不得利用国家机关、科研单位、学术机构、行业协会或者专家、学者、医师、药师、患者等的名义或者形象作推荐、证明。

非药品广告不得有涉及药品的宣传。

3.《医疗废物管理条例》

第二条 本条例所称医疗废物，是指医疗卫生机构在医疗、预防、保健以及其他相关活动中产生的具有直接或者间接感染性、毒性以及其他危害性的废物。

医疗废物分类目录，由国务院卫生行政主管部门和环境保护行政主管部门共同制定、公布。

第三条 本条例适用于医疗废物的收集、运送、贮存、处置以及监督管理等活动。

医疗卫生机构收治的传染病病人或者疑似传染病病人产生的生活垃圾，按照医疗废物进行管理和处置。

医疗卫生机构废弃的麻醉、精神、放射性、毒性等药品及其相关的废物的管理，依照有关法律、行政法规和国家有关规定、标准执行。

第十四条 禁止任何单位和个人转让、买卖医疗废物。

禁止在运送过程中丢弃医疗废物；禁止在非贮存地点倾倒、堆放医疗废物或者将医疗废物混入其他废物和生活垃圾。

第十五条 禁止邮寄医疗废物。

禁止通过铁路、航空运输医疗废物。

第十九条 医疗卫生机构应当根据就近集中处置的原则，及时将医疗废物交由医疗废物集中处置单位处置。

第二十二条 从事医疗废物集中处置活动的单位，应当向县级以上人民政府环境保护行政主管部门申请领取经营许可证；未取得经营许可证的单位，不得从事有关医疗废物集中处置的活动。

4.《医疗废物分类目录》

附表：医疗废物分类目录

类别	特征	常见组分或者废物名称
感染性废物	携带病原微生物具有引发感染性疾病传播危险的医疗废物。	1. 被病人血液、体液、排泄物污染的物品，包括： ——棉球、棉签、引流棉条、纱布及其他各种敷料 ——一次性使用卫生用品、一次性使用医疗用品及一次性医疗器械 ——废弃的被服 ——其他被病人血液、体液、排泄物污染的物品 2. 医疗机构收治的隔离传染病病人或者疑似传染病病人产生的生活垃圾 3. 病原体的培养基、标本和菌种、毒种保存液 4. 各种废弃的医学标本 5. 废弃的血液、血清 6. 使用后的一次性使用医疗用品及一次性医疗器械视为感染性废物

续　表

类别	特　征	常见组分或者废物名称
病理性废物	诊疗过程中产生的人体废弃物和医学实验动物尸体等。	1. 手术及其他诊疗过程中产生的废弃的人体组织、器官等 2. 医学实验动物的组织、尸体 3. 病理切片后废弃的人体组织、病理腊块等
损伤性废物	能够刺伤或者割伤人体的废弃的医用锐器。	1. 医用针头、缝合针 2. 各类医用锐器，包括：解剖刀、手术刀、备皮刀、手术锯等 3. 载玻片、玻璃试管、玻璃安瓿等
药物性废物	过期、淘汰、变质或者被污染的废弃的药品。	1. 废弃的一般性药品，如：抗生素、非处方类药品等 2. 废弃的细胞毒性药物和遗传毒性药物，包括： ——致癌性药物，如硫唑嘌呤、苯丁酸氮芥、萘氮芥、环孢霉素、环磷酰胺、苯丙胺酸氮芥、司莫司汀、三苯氧氨、硫替派等 ——可疑致癌性药物，如：顺铂、丝裂霉素、阿霉素、苯巴比妥等 ——免疫抑制剂 3. 废弃的疫苗、血液制品等
化学性废物	具有毒性、腐蚀性、易燃易爆性的废弃的化学物品。	1. 医学影像室、实验室废弃的化学试剂 2. 废弃的过氧乙酸、戊二醛等化学消毒剂 3. 废弃的汞血压计、汞温度计

5.《医疗器械监督管理条例》

第六条　国家对医疗器械按照风险程度实行分类管理。

第一类是风险程度低，实行常规管理可以保证其安全、有效的医疗器械。

第二类是具有中度风险，需要严格控制管理以保证其安全、有效的医疗器械。

第三类是具有较高风险，需要采取特别措施严格控制管理以保证其安全、有效的医疗器械。

评价医疗器械风险程度，应当考虑医疗器械的预期目的、结构特征、使用方法等因素。

国务院药品监督管理部门负责制定医疗器械的分类规则和分类目录，并根据医疗器械生产、经营、使用情况，及时对医疗器械的风险变化进行分析、评价，对分类规则和分类目录进行调整。制定、调整分类规则和分类目录，应当充分听取医疗器械注册人、备案人、生产经营企业以及使用单位、行业组织的意见，并参考国际医疗器械分类实践。医疗器械分类规则和分类目录应当向社会公布。

第七条 医疗器械产品应当符合医疗器械强制性国家标准；尚无强制性国家标准的，应当符合医疗器械强制性行业标准。

第十三条 第一类医疗器械实行产品备案管理，第二类、第三类医疗器械实行产品注册管理。

医疗器械注册人、备案人应当加强医疗器械全生命周期质量管理，对研制、生产、经营、使用全过程中医疗器械的安全性、有效性依法承担责任。

第十九条 对用于治疗罕见疾病、严重危及生命且尚无有效治疗手段的疾病和应对公共卫生事件等急需的医疗器械，受理注册申请的药品监督管理部门可以作出附条件批准决定，并在医疗器械注册证中载明相关事项。

出现特别重大突发公共卫生事件或者其他严重威胁公众健康的紧急事件，国务院卫生主管部门根据预防、控制事件的需要提出紧急使用医疗器械的建议，经国务院药品监督管理部门组织论证同意后可以在一定范围和期限内紧急使用。

第四十七条 运输、贮存医疗器械，应当符合医疗器械说明书和标签标示的要求；对温度、湿度等环境条件有特殊要求的，应当采取相应措施，保证医疗器械的安全、有效。

第四十八条 医疗器械使用单位应当有与在用医疗器械品种、数量相适应的贮存场所和条件。医疗器械使用单位应当加强对工作人员的技术培训，按照产品说明书、技术操作规范等要求使用医疗器械。

医疗器械使用单位配置大型医用设备，应当符合国务院卫生主管部门制定的大型医用设备配置规划，与其功能定位、临床服务需求相适应，具有相应的技术条件、配套设施和具备相应资质、能力的专业技术人员，并经省级以上人民政府卫生主管部门批准，取得大型医用设备配置许可证。

大型医用设备配置管理办法由国务院卫生主管部门会同国务院有关部门制定。大型医用设备目录由国务院卫生主管部门会商国务院有关部门提出，报国务院批准后执行。

第五十一条 医疗器械使用单位应当妥善保存购入第三类医疗器械的原始资料，并确保信息具有可追溯性。

使用大型医疗器械以及植入和介入类医疗器械的，应当将医疗器械的名称、关键性技术参数等信息以及与使用质量安全密切相关的必要信息记载到病历等相关记录中。

6.《处方管理办法》

第二条 本办法所称处方，是指由注册的执业医师和执业助理医师（以下简称医师）在诊疗活动中为患者开具的、由取得药学专业技术职务任职资格的药学专业技术人员（以下简称药师）审核、调配、核对，并作为患者用药凭证的医疗文书。处方包括医疗机构病区用药医嘱单。

本办法适用于与处方开具、调剂、保管相关的医疗机构及其人员。

第四条 医师开具处方和药师调剂处方应当遵循安全、有效、经济的原则。

处方药应当凭医师处方销售、调剂和使用。

第五条　处方标准（附件1）由卫生部统一规定，处方格式由省、自治区、直辖市卫生行政部门（以下简称省级卫生行政部门）统一制定，处方由医疗机构按照规定的标准和格式印制。

第六条　处方书写应当符合下列规则：

（一）患者一般情况、临床诊断填写清晰、完整，并与病历记载相一致。

（二）每张处方限于一名患者的用药。

（三）字迹清楚，不得涂改；如需修改，应当在修改处签名并注明修改日期。

（四）药品名称应当使用规范的中文名称书写，没有中文名称的可以使用规范的英文名称书写；医疗机构或者医师、药师不得自行编制药品缩写名称或者使用代号；书写药品名称、剂量、规格、用法、用量要准确规范，药品用法可用规范的中文、英文、拉丁文或者缩写体书写，但不得使用"遵医嘱""自用"等含糊不清字句。

（五）患者年龄应当填写实足年龄，新生儿、婴幼儿写日、月龄，必要时要注明体重。

（六）西药和中成药可以分别开具处方，也可以开具一张处方，中药饮片应当单独开具处方。

（七）开具西药、中成药处方，每一种药品应当另起一行，每张处方不得超过5种药品。

（八）中药饮片处方的书写，一般应当按照"君、臣、佐、使"的顺序排列；调剂、煎煮的特殊要求注明在药品右上方，并加括号，如布包、先煎、后下等；对饮片的产地、炮制有特殊要求的，应当在药品名称之前写明。

（九）药品用法用量应当按照药品说明书规定的常规用法用量使用，

特殊情况需要超剂量使用时，应当注明原因并再次签名。

（十）除特殊情况外，应当注明临床诊断。

（十一）开具处方后的空白处划一斜线以示处方完毕。

（十二）处方医师的签名式样和专用签章应当与院内药学部门留样备查的式样相一致，不得任意改动，否则应当重新登记留样备案。

第七条 药品剂量与数量用阿拉伯数字书写。剂量应当使用法定剂量单位：重量以克（g）、毫克（mg）、微克（μg）、纳克（ng）为单位；容量以升（L）、毫升（ml）为单位；国际单位（IU）、单位（U）；中药饮片以克（g）为单位。

片剂、丸剂、胶囊剂、颗粒剂分别以片、丸、粒、袋为单位；溶液剂以支、瓶为单位；软膏及乳膏剂以支、盒为单位；注射剂以支、瓶为单位，应当注明含量；中药饮片以剂为单位。

第十四条 医师应当根据医疗、预防、保健需要，按照诊疗规范、药品说明书中的药品适应证、药理作用、用法、用量、禁忌、不良反应和注意事项等开具处方。

开具医疗用毒性药品、放射性药品的处方应当严格遵守有关法律、法规和规章的规定。

第二十八条 医师利用计算机开具、传递普通处方时，应当同时打印出纸质处方，其格式与手写处方一致；打印的纸质处方经签名或者加盖签章后有效。药师核发药品时，应当核对打印的纸质处方，无误后发给药品，并将打印的纸质处方与计算机传递处方同时收存备查。

7.《互联网诊疗管理办法（试行）》

第二条 本办法所称互联网诊疗是指医疗机构利用在本机构注册的医师，通过互联网等信息技术开展部分常见病、慢性病复诊和"互联网＋"家庭医生签约服务。

第三条　国家对互联网诊疗活动实行准入管理。

第九条　执业登记机关按照有关法律法规和规章对医疗机构登记申请材料进行审核。审核合格的，予以登记，在《医疗机构执业许可证》副本服务方式中增加"互联网诊疗"。

第十四条　开展互联网诊疗活动的医师、护士应当能够在国家医师、护士电子注册系统中查询。医疗机构应当对开展互联网诊疗活动的医务人员进行电子实名认证，鼓励有条件的医疗机构通过人脸识别等人体特征识别技术加强医务人员管理。

第十五条　基层医疗卫生机构实施"互联网＋"家庭医生签约服务，在协议中告知患者服务内容、流程、双方责任和权利以及可能出现的风险等，签订知情同意书。

第十六条　医疗机构在线开展部分常见病、慢性病复诊时，医师应当掌握患者病历资料，确定患者在实体医疗机构明确诊断为某种或某几种常见病、慢性病后，可以针对相同诊断进行复诊。当患者出现病情变化需要医务人员亲自诊查时，医疗机构及其医务人员应当立即终止互联网诊疗活动，引导患者到实体医疗机构就诊。

不得对首诊患者开展互联网诊疗活动。

第十七条　医疗机构开展互联网诊疗活动应当按照《医疗机构病历管理规定》和《电子病历基本规范（试行）》等相关文件要求，为患者建立电子病历，并按照规定进行管理。

第十八条　医疗机构开展互联网诊疗活动应当严格遵守《处方管理办法》等处方管理规定。医师掌握患者病历资料后，可以为部分常见病、慢性病患者在线开具处方。在线开具的处方必须有医师电子签名，经药师审核后，医疗机构、药品经营企业可委托符合条件的第三方机构配送。

第十九条　医疗机构开展互联网诊疗活动时，不得开具麻醉药品、精神药品等特殊管理药品的处方。为低龄儿童（6岁以下）开具互联网儿童用药处方时，应当确认患儿有监护人和相关专业医师陪伴。

第二十条 医疗机构应当严格执行信息安全和医疗数据保密的有关法律法规，妥善保管患者信息，不得非法买卖、泄露患者信息。发生患者信息和医疗数据泄露后，医疗机构应当及时向主管的卫生健康行政部门报告，并立即采取有效应对措施。

8.《捐赠药品进口管理规定》

为进一步规范捐赠药品进口管理，保证捐赠药品质量安全，根据《中华人民共和国公益事业捐赠法》《中华人民共和国药品管理法》《中华人民共和国药品管理法实施条例》《药品进口管理办法》有关要求，制定本规定。

一、适用范围和要求

国外政府、制药企业或相关组织、机构自愿无偿向国内受赠人捐赠药品办理进口备案，适用本规定。

捐赠人应对捐赠药品的质量负责，捐赠时须向受赠人提供药品清单和捐赠药品检验报告。

二、捐赠药品的条件

捐赠药品必须满足以下条件：

（一）捐赠药品应为我国已批准进口注册的品种。

（二）捐赠药品有效期限距失效日期须在12个月以上；药品批准有效期为12个月及以下的，捐赠药品有效期限距失效日期须在6个月以上。

（三）捐赠药品最小包装的标签上应加注"捐赠药品，不得销售"或类似字样，并附中文说明书。

（四）捐赠药品不得上市销售，不得向使用者收取费用。

三、受赠人的条件和责任

（一）捐赠药品的受赠人包括：

1. 国务院有关部门和各省、自治区、直辖市人民政府及其指定的公益性事业单位；

2. 以保护人民生命健康、从事人道主义工作为主要宗旨的全国性人民团体；

3. 在省级以上民政部门依法登记并取得3A以上评估等级、以从事医疗救助、紧急救援、扶贫济困为主要宗旨的慈善组织。

（二）受赠人应保证捐赠药品储存、运输、分发等环节符合《药品经营质量管理规范》要求，以保证药品质量。

（三）受赠人应当制定捐赠药品管理的相关制度，严格按规范对捐赠药品登记造册、妥善保管，并详细记录捐赠药品的核销注销情况，确保捐赠药品的可追溯性。捐赠药品质量验收合格的，由受赠人或其委托的代理机构在外包装上加贴"捐赠品已查验"的标识后，方可分发。同时，受赠人应负责捐赠药品的监督使用，承担使用过程中风险的防范和处理职责。如需销毁捐赠药品，应按药品销毁的有关法规和技术要求进行。

（四）受赠人应及时将捐赠药品分发使用情况向省级食品药品监管和卫生计生行政管理部门报告，并向所在地省级食品药品监管和卫生计生行政管理部门提交书面报告。

四、捐赠药品的进口备案程序要求

国家食品药品监督管理总局授权的药品进口口岸所在地食品药品监督管理局负责受理捐赠药品进口的备案申请，办理进口备案的有关事项，通知口岸药品检验所对捐赠药品实施口岸检验，并对捐赠药品进口备案和口岸检验中发现的问题进行监督处理。

捐赠药品进口备案按以下程序办理：

（一）受赠人或其委托的代理机构向口岸食品药品监督管理局申请办理《进口药品通关单》时，应同时报送以下资料：

1. 捐赠药品进口备案的书面申请，内容包括捐赠药品的名称、剂型、规格、产地、生产批号、有效期、数量、拟进口口岸等内容，以及对捐赠药品监督使用和风险防范的承诺。

2. 受赠人社会组织登记证或组织机构代码证复印件及资质条件证明。

3. 捐赠协议复印件。

4. 相关药品的《进口药品注册证》（或者《医药产品注册证》）（正本或者副本）复印件。

5. 药品说明书及包装、标签等资料的复印件，外文资料需附相应的中文译本。

6. 原产地证明复印件。

7. 装箱单、提运单和货运发票复印件。

8. 出厂检验报告书复印件。

上述各类复印件应当加盖申请进口单位公章或受赠单位公章。

（二）口岸食品药品监督管理局受理上述资料后，按照《药品进口管理办法》规定程序对有关资料进行审查，逐项核查捐赠药品进口申请资料和证明性文件的完整性、真实性。

（三）口岸食品药品监督管理局审查全部资料无误后，准予进口备案，发出《进口药品通关单》，同时向负责检验的口岸药品检验所发出《进口药品口岸检验通知书》并附《药品进口管理办法》所规定的有关资料。对于国家食品药品监督管理总局规定的生物制品，须经口岸药品检验所检验符合标准规定后，方可办理进口备案手续。

（四）口岸药品检验所应当到《进口药品口岸检验通知书》规定的抽样地点抽取样品，进行质量检验，将检验结果送交所在地口岸食品药品监督管理局并通知送检单位。捐赠药品须经检验合格后方可分发使用。对检验不符合标准规定的捐赠药品，由口岸食品药品监督管理局依照《中华人民共和国药品管理法》及有关规定处理。对于捐赠药品，口岸药品检验机构可优先予以检验。

口岸食品药品监督管理局应于每年12月底前向国家食品药品监督管理总局提交本年度受理的捐赠药品进口情况报告，内容包括捐赠药品的品种、数量、剂型、规格、生产厂名称等信息。

五、捐赠药品的监督管理

食品药品监管和卫生计生行政管理部门依职责对捐赠药品的进口备案和分发使用管理情况进行监督检查，海关按《药品进口管理办法》有关要求对其实施监管。

受赠人未按要求建立捐赠药品管理和追溯制度，未按有关规定贮存、运输、分发捐赠药品，或未对污染或变质的捐赠药品按要求销毁的，监管部门将责令其改正，并向社会公告；若发现存在销售捐赠药品或向受赠者收取费用、使用超过有效期的捐赠药品，以及监管部门认定的其他违法违规情形的，监管部门将根据《中华人民共和国公益事业捐赠法》《中华人民共和国药品管理法》有关规定依法查处。

本规定自印发之日起施行。

9.《药品经营质量管理规范》

第八十三条 企业应当根据药品的质量特性对药品进行合理储存，并符合以下要求：

（一）按包装标示的温度要求储存药品，包装上没有标示具体温度的，按照《中华人民共和国药典》规定的贮藏要求进行储存；

（二）储存药品相对湿度为35% ～ 75%；

（三）在人工作业的库房储存药品，按质量状态实行色标管理，合格药品为绿色，不合格药品为红色，待确定药品为黄色；

（四）储存药品应当按照要求采取避光、遮光、通风、防潮、防虫、防鼠等措施；

（五）搬运和堆码药品应当严格按照外包装标示要求规范操作，堆码高度符合包装图示要求，避免损坏药品包装；

（六）药品按批号堆码，不同批号的药品不得混垛，垛间距不小于5厘米，与库房内墙、顶、温度调控设备及管道等设施间距不小于30厘米，与地面间距不小于10厘米；

（七）药品与非药品、外用药与其他药品分开存放，中药材和中药饮片分库存放；

（八）特殊管理的药品应当按照国家有关规定储存；

（九）拆除外包装的零货药品应当集中存放；

（十）储存药品的货架、托盘等设施设备应当保持清洁，无破损和杂物堆放；

（十一）未经批准的人员不得进入储存作业区，储存作业区内的人员不得有影响药品质量和安全的行为；

（十二）药品储存作业区内不得存放与储存管理无关的物品。

第八十四条 养护人员应当根据库房条件、外部环境、药品质量特性等对药品进行养护，主要内容是：

（一）指导和督促储存人员对药品进行合理储存与作业。

（二）检查并改善储存条件、防护措施、卫生环境。

（三）对库房温湿度进行有效监测、调控。

（四）按照养护计划对库存药品的外观、包装等质量状况进行检查，并建立养护记录；对储存条件有特殊要求的或者有效期较短的品种应当进行重点养护。

（五）发现有问题的药品应当及时在计算机系统中锁定和记录，并通知质量管理部门处理。

（六）对中药材和中药饮片应当按其特性采取有效方法进行养护并记录，所采取的养护方法不得对药品造成污染。

（七）定期汇总、分析养护信息。

第八十五条　企业应当采用计算机系统对库存药品的有效期进行自动跟踪和控制，采取近效期预警及超过有效期自动锁定等措施，防止过期药品销售。

第八十六条　药品因破损而导致液体、气体、粉末泄漏时，应当迅速采取安全处理措施，防止对储存环境和其他药品造成污染。

第八十七条　对质量可疑的药品应当立即采取停售措施，并在计算机系统中锁定，同时报告质量管理部门确认。对存在质量问题的药品应当采取以下措施：

（一）存放于标志明显的专用场所，并有效隔离，不得销售；

（二）怀疑为假药的，及时报告食品药品监督管理部门；

（三）属于特殊管理的药品，按照国家有关规定处理；

（四）不合格药品的处理过程应当有完整的手续和记录；

（五）对不合格药品应当查明并分析原因，及时采取预防措施。

第八十八条　企业应当对库存药品定期盘点，做到账、货相符。

第一百条　企业应当按照质量管理制度的要求，严格执行运输操作规程，并采取有效措施保证运输过程中的药品质量与安全。

第一百零一条　运输药品，应当根据药品的包装、质量特性并针对车况、道路、天气等因素，选用适宜的运输工具，采取相应措施防止出现破损、污染等问题。

第一百零二条　发运药品时，应当检查运输工具，发现运输条件不符合规定的，不得发运。运输药品过程中，运载工具应当保持密闭。

第一百零三条　企业应当严格按照外包装标示的要求搬运、装卸药品。

第一百零四条　企业应当根据药品的温度控制要求，在运输过程中采取必要的保温或者冷藏、冷冻措施。

运输过程中，药品不得直接接触冰袋、冰排等蓄冷剂，防止对药品质量造成影响。

第一百零五条 在冷藏、冷冻药品运输途中，应当实时监测并记录冷藏车、冷藏箱或者保温箱内的温度数据。

第一百零六条 企业应当制定冷藏、冷冻药品运输应急预案，对运输途中可能发生的设备故障、异常天气影响、交通拥堵等突发事件，能够采取相应的应对措施。

第一百零七条 企业委托其他单位运输药品的，应当对承运方运输药品的质量保障能力进行审计，索取运输车辆的相关资料，符合本规范运输设施设备条件和要求的方可委托。

第一百零八条 企业委托运输药品应当与承运方签订运输协议，明确药品质量责任、遵守运输操作规程和在途时限等内容。

第一百零九条 企业委托运输药品应当有记录，实现运输过程的质量追溯。记录至少包括发货时间、发货地址、收货单位、收货地址、货单号、药品件数、运输方式、委托经办人、承运单位，采用车辆运输的还应当载明车牌号，并留存驾驶人员的驾驶证复印件。记录应当至少保存5年。

第一百一十条 已装车的药品应当及时发运并尽快送达。委托运输的，企业应当要求并监督承运方严格履行委托运输协议，防止因在途时间过长影响药品质量。

第一百一十一条 企业应当采取运输安全管理措施，防止在运输过程中发生药品盗抢、遗失、调换等事故。

第一百一十二条 特殊管理的药品的运输应当符合国家有关规定。

第一百六十七条 销售药品应当符合以下要求：

（一）处方经执业药师审核后方可调配；对处方所列药品不得擅自更改或者代用，对有配伍禁忌或者超剂量的处方，应当拒绝调配，但经处方医师更正或者重新签字确认的，可以调配；调配处方后经过核对方可销售。

（二）处方审核、调配、核对人员应当在处方上签字或者盖章，并按照有关规定保存处方或者其复印件。

（三）销售近效期药品应当向顾客告知有效期。

第一百七十三条　除药品质量原因外，药品一经售出，不得退换。

10.《药品流通监督管理办法》

第二十条　药品生产、经营企业不得以搭售、买药品赠药品、买商品赠药品等方式向公众赠送处方药或者甲类非处方药。

11.《卫生计生单位接受公益事业捐赠管理办法（试行）》

第二条　本办法适用于各级各类卫生计生事业单位、各级卫生计生行政部门和中医药管理部门业务主管的公益性社会团体、基金会和其他公益性社会组织（以下简称卫生计生单位）。

第三条　本办法所称捐赠是指国内外自然人、法人和其他组织（以下简称捐赠人）自愿无偿向卫生计生单位（以下简称受赠单位）提供资金、物资等形式的公益性支持和帮助。

第五条　卫生计生单位可以接受以下公益事业捐赠：

（一）用于医疗机构患者医疗救治费用减免；

（二）用于公众健康等公共卫生服务和健康教育；

（三）用于卫生计生人员培训和培养；

（四）用于卫生计生领域学术活动；

（五）用于卫生计生领域科学研究；

（六）用于卫生计生机构公共设施设备建设；

（七）用于其他卫生计生公益性非营利活动。

第六条 卫生计生单位不得接受以下捐赠：

（一）不符合国家法律法规规定；

（二）涉及商业营利性活动；

（三）涉嫌不正当竞争和商业贿赂；

（四）与本单位采购物品（服务）挂钩；

（五）附有与捐赠事项相关的经济利益、知识产权、科研成果、行业数据及信息等权利和主张；

（六）不符合国家有关质量、环保等标准和要求的物资；

（七）附带政治目的及其他意识形态倾向；

（八）损害公共利益和其他公民的合法权益；

（九）任何方式的索要、摊派或者变相摊派；

（十）承担政府监督执法任务机构，不得接受与监督执法工作有利害关系的捐赠。

第十条 捐赠人向卫生计生单位捐赠，应当由单位捐赠管理部门统一受理。卫生计生单位其他内部职能部门或个人一律不得直接接受。

第十七条 书面捐赠协议应当明确以下内容：

（一）捐赠人、受赠人名称（姓名）和住所；

（二）捐赠财产的种类、数量、质量和价值，以及来源合法性承诺；

（三）捐赠意愿，明确用途或不限定用途；限定捐赠用途的，应当附明细预算或方案；

（四）捐赠财产管理要求；

（五）捐赠履行期限、地点和方式；

（六）捐赠双方的权利和义务；

（七）解决争议的方法；

（八）违约责任。

第十八条 用于卫生计生人员培训和培养、卫生计生领域学术活动和科学研究等方面的捐赠，捐赠人不得指定受赠单位具体受益人选。

第十九条　卫生计生单位执行突发公共卫生事件应急处置等特殊任务期间接受捐赠的，可以根据情况适当简化书面捐赠协议。

第二十三条　受赠单位接受捐赠，应当按照实际收到的货币金额或非货币性捐赠财产价值，开具财政部门统一印制并加盖受赠法人单位印章的公益事业捐赠票据，及时将捐赠票据送达捐赠人。

第二十四条　受赠单位接受的捐赠工程项目，捐赠人可以留名纪念或提出工程项目名称等。

第二十九条　受赠单位接受的非货币性捐赠，财务部门应当会同资产管理部门、使用部门，按照捐赠协议验收无误后，入库登账，纳入单位资产统一管理。达到固定资产核算起点的，应当按照固定资产有关规定管理。

第三十二条　受赠单位应当尊重捐赠人意愿，严格按照本单位宗旨和捐赠协议约定开展公益非营利性业务活动，不得用于营利性活动。

捐赠协议限定用途的捐赠财产，受赠单位不得擅自改变捐赠财产用途。如果确需改变用途的，应当征得捐赠人书面同意。

第三十七条　受赠单位接受的捐赠财产一般不得用于转赠其他单位，不得随意变卖处理。对确属不易储存、运输或者超过实际需要的物资，在征得捐赠人同意后可以处置，所取得的全部收入，应当用于捐赠目的。

第三十八条　捐赠项目完成后形成的资金结余，捐赠协议明确结余资金用途的，按捐赠协议执行；捐赠协议未明确结余资金用途的，受赠单位应当主动与捐赠人协商一致，提出使用意见。

第三十九条　受赠单位应当建立接受捐赠档案管理制度。对捐赠协议、方案、执行、审计和考评情况进行档案管理。

第四十二条　受赠单位应当在规定时间公开受赠信息：

（一）每年3月31日前公布上一年度本单位受赠财产、财产使用和管理情况；

（二）受赠项目审计报告和绩效评估结果完毕后30个工作日内；

（三）捐赠协议约定的受赠信息社会公开时间；

（四）国家有关法规对信息公开的要求。

12.《药物临床试验质量管理规范》

第三条　药物临床试验应当符合《世界医学大会赫尔辛基宣言》原则及相关伦理要求，受试者的权益和安全是考虑的首要因素，优先于对科学和社会的获益。伦理审查与知情同意是保障受试者权益的重要措施。

第四条　药物临床试验应当有充分的科学依据。临床试验应当权衡受试者和社会的预期风险和获益，只有当预期的获益大于风险时，方可实施或者继续临床试验。

第七条　所有临床试验的纸质或电子资料应当被妥善地记录、处理和保存，能够准确地报告、解释和确认。应当保护受试者的隐私和其相关信息的保密性。

第十一条　本规范下列用语的含义是：

（一）临床试验，指以人体（患者或健康受试者）为对象的试验，意在发现或验证某种试验药物的临床医学、药理学以及其他药效学作用、不良反应，或者试验药物的吸收、分布、代谢和排泄，以确定药物的疗效与安全性的系统性试验。

（三）非临床研究，指不在人体上进行的生物医学研究。

（二十六）不良事件，指受试者接受试验用药品后出现的所有不良医学事件，可以表现为症状体征、疾病或者实验室检查异常，但不一定与试验用药品有因果关系。

（二十七）严重不良事件，指受试者接受试验用药品后出现死亡、危及生命、永久或者严重的残疾或者功能丧失、受试者需要住院治疗或者延长住院时间，以及先天性异常或者出生缺陷等不良医学事件。

（二十八）药物不良反应，指临床试验中发生的任何与试验用药品可能有关的对人体有害或者非期望的反应。试验用药品与不良事件之间的因果关系至少有一个合理的可能性，即不能排除相关性。

第十六条　研究者和临床试验机构应当具备的资格和要求包括：

（一）具有在临床试验机构的执业资格；具备临床试验所需的专业知识、培训经历和能力；能够根据申办者、伦理委员会和药品监督管理部门的要求提供最新的工作履历和相关资格文件。

（二）熟悉申办者提供的试验方案、研究者手册、试验药物相关资料信息。

（三）熟悉并遵守本规范和临床试验相关的法律法规。

（四）保存一份由研究者签署的职责分工授权表。

（五）研究者和临床试验机构应当接受申办者组织的监查和稽查，以及药品监督管理部门的检查。

（六）研究者和临床试验机构授权个人或者单位承担临床试验相关的职责和功能，应当确保其具备相应资质，应当建立完整的程序以确保其执行临床试验相关职责和功能，产生可靠的数据。研究者和临床试验机构授权临床试验机构以外的单位承担试验相关的职责和功能应当获得申办者同意。

第二十一条　研究者和临床试验机构对申办者提供的试验用药品有管理责任。

（一）研究者和临床试验机构应当指派有资格的药师或者其他人员管理试验用药品。

（二）试验用药品在临床试验机构的接收、贮存、分发、回收、退还及未使用的处置等管理应当遵守相应的规定并保存记录。

试验用药品管理的记录应当包括日期、数量、批号/序列号、有效期、分配编码、签名等。研究者应当保存每位受试者使用试验用药品数量和剂量的记录。试验用药品的使用数量和剩余数量应当与申办者提供的数量一致。

（三）试验用药品的贮存应当符合相应的贮存条件。

（四）研究者应当确保试验用药品按照试验方案使用，应当向受试者说明试验用药品的正确使用方法。

（五）研究者应当对生物等效性试验的临床试验用药品进行随机抽取留样。临床试验机构至少保存留样至药品上市后2年。临床试验机构可将留存样品委托具备条件的独立的第三方保存，但不得返还申办者或者与其利益相关的第三方。

第八十条 用于申请药品注册的临床试验，必备文件应当至少保存至试验药物被批准上市后5年；未用于申请药品注册的临床试验，必备文件应当至少保存至临床试验终止后5年。

13. 《关于加强医疗卫生机构统方管理的规定》

第二条 本规定所指的统方，是指医疗卫生机构及科室或医疗卫生人员根据工作需要，通过一定的方式和途径，统计医疗卫生机构、科室及医疗卫生人员使用药品、医用耗材的用量信息。

为不正当商业目的统方，是指医疗卫生机构及科室或医疗卫生人员出于不正当商业目的，统计、提供医疗卫生机构、科室及医疗卫生人员使用有关药品、医用耗材的用量信息，或为医药营销人员统计提供便利。

第三条 地方各级卫生计生行政部门、中医药管理部门和各级各类医疗卫生机构要建立健全相关工作制度，加强统方管理，严禁为不正当商业目的统方。

第二十九条 取得药学专业技术职务任职资格的人员方可从事处方

调剂工作。

第三十条　药师在执业的医疗机构取得处方调剂资格。药师签名或者专用签章式样应当在本机构留样备查。

第三十一条　具有药师以上专业技术职务任职资格的人员负责处方审核、评估、核对、发药以及安全用药指导；药士从事处方调配工作。

第三十二条　药师应当凭医师处方调剂处方药品，非经医师处方不得调剂。

第三十三条　药师应当按照操作规程调剂处方药品：认真审核处方，准确调配药品，正确书写药袋或粘贴标签，注明患者姓名和药品名称、用法、用量，包装；向患者交付药品时，按照药品说明书或者处方用法，进行用药交待与指导，包括每种药品的用法、用量、注意事项等。

第三十四条　药师应当认真逐项检查处方前记、正文和后记书写是否清晰、完整，并确认处方的合法性。

第三十五条　药师应当对处方用药适宜性进行审核，审核内容包括：

（一）规定必须做皮试的药品，处方医师是否注明过敏试验及结果的判定；

（二）处方用药与临床诊断的相符性；

（三）剂量、用法的正确性；

（四）选用剂型与给药途径的合理性；

（五）是否有重复给药现象；

（六）是否有潜在临床意义的药物相互作用和配伍禁忌；

（七）其他用药不适宜情况。

第三十六条　药师经处方审核后，认为存在用药不适宜时，应当告知处方医师，请其确认或者重新开具处方。

药师发现严重不合理用药或者用药错误，应当拒绝调剂，及时告知处方医师，并应当记录，按照有关规定报告。

第三十七条　药师调剂处方时必须做到"四查十对"：查处方，对科别、姓名、年龄；查药品，对药名、剂型、规格、数量；查配伍禁忌，对药品性状、用法用量；查用药合理性，对临床诊断。

第三十八条　药师在完成处方调剂后，应当在处方上签名或者加盖专用签章。

第三十九条　药师应当对麻醉药品和第一类精神药品处方，按年月日逐日编制顺序号。

第四十条　药师对于不规范处方或者不能判定其合法性的处方，不得调剂。

第四十一条　医疗机构应当将本机构基本用药供应目录内同类药品相关信息告知患者。

第四十二条　除麻醉药品、精神药品、医疗用毒性药品和儿科处方外，医疗机构不得限制门诊就诊人员持处方到药品零售企业购药。

14.《加强医疗卫生行风建设"九不准"》

为进一步加强医疗卫生行风建设，严肃行业纪律，促进依法执业、廉洁行医，针对医疗卫生方面群众反映强烈的突出问题，制定以下"九不准"。

一、不准将医疗卫生人员个人收入与药品和医学检查收入挂钩

医疗卫生机构应当结合深化医改建立科学的医疗绩效评价机制和内部分配激励机制。严禁向科室或个人下达创收指标，严禁将医疗卫生人员奖金、工资等收入与药品、医学检查等业务收入挂钩。

二、不准开单提成

医疗卫生机构应当通过综合目标考核，提高医疗服务质量和效率。严禁医疗卫生机构在药品处方、医学检查等医疗服务中实行开单提成的做法，严禁医疗卫生人员通过介绍患者到其他单位检查、治疗或购买医

药产品等收取提成。

三、不准违规收费

医疗卫生机构应当严格执行国家药品价格政策和医疗服务项目价格，公开医疗服务收费标准和常用药品价格。严禁在国家规定的收费项目和标准之外自立项目、分解项目收费或擅自提高标准加收费用，严禁重复收费。

四、不准违规接受社会捐赠资助

医疗卫生机构及行业协会、学会等社会组织应当严格遵守国家关于接受社会捐赠资助管理有关规定，接受社会捐赠资助必须以法人名义进行，捐赠资助财物必须由单位财务部门统一管理，严格按照捐赠协议约定开展公益非营利性业务活动。严禁医疗卫生机构内设部门和个人直接接受捐赠资助，严禁接受附有影响公平竞争条件的捐赠资助，严禁将接受捐赠资助与采购商品（服务）挂钩，严禁将捐赠资助资金用于发放职工福利，严禁接受企业捐赠资助出国（境）旅游或者变相旅游。

五、不准参与推销活动和违规发布医疗广告

医疗卫生机构和医疗卫生人员应当注意维护行业形象。严禁违反规定发布医疗广告，严禁参与医药产品、食品、保健品等商品推销活动，严禁违反规定泄露患者等服务对象的个人资料和医学信息。

六、不准为商业目的统方

医疗卫生机构应当加强本单位信息系统中药品、医用耗材用量统计功能的管理，严格处方统计权限和审批程序。严禁医疗卫生人员利用任何途径和方式为商业目的统计医师个人及临床科室有关药品、医用耗材的用量信息，或为医药营销人员统计提供便利。

七、不准违规私自采购使用医药产品

医疗卫生机构应当严格遵守药品采购、验收、保管、供应等各项制度。严禁医疗卫生人员违反规定私自采购、销售、使用药品、医疗器械、医用卫生材料等医药产品。

八、不准收受回扣

医疗卫生人员应当遵纪守法、廉洁从业。严禁利用执业之便谋取不正当利益，严禁接受药品、医疗器械、医用卫生材料等医药产品生产、经营企业或经销人员以各种名义、形式给予的回扣，严禁参加其安排、组织或支付费用的营业性娱乐场所的娱乐活动。

九、不准收受患者"红包"

医疗卫生人员应当恪守医德、严格自律。严禁索取或收受患者及其亲友的现金、有价证券、支付凭证和贵重礼品。

各级卫生计生行政部门和医疗卫生机构应当切实加强对上述规定执行情况的监督检查，严肃查处违规行为。对违反规定的，根据国家法律法规和党纪政纪规定，视情节轻重、造成的影响与后果，由所在单位或有关卫生计生行政部门给予相应的组织处理、党纪政纪处分或行政处罚；涉嫌犯罪的，移送司法机关依法处理。对工作严重不负责任或失职渎职的，严肃追究领导责任。

15.《"健康中国2030"规划纲要》

第二十一章　深化体制机制改革

第二节　全面深化医药卫生体制改革

加快建立更加成熟定型的基本医疗卫生制度，维护公共医疗卫生的公益性，有效控制医药费用不合理增长，不断解决群众看病就医问题。推进政事分开、管办分开，理顺公立医疗卫生机构与政府的关系，建立现代公立医院管理制度。清晰划分中央和地方以及地方各级政府医药卫生管理事权，实施属地化和全行业管理。推进军队医院参加城市公立医院改革、纳入国家分级诊疗体系工作。健全卫生计生全行业综合监管体系。

第三节 完善健康筹资机制

健全政府健康领域相关投入机制，调整优化财政支出结构，加大健康领域投入力度，科学合理界定中央政府和地方政府支出责任，履行政府保障基本健康服务需求的责任。中央财政在安排相关转移支付时对经济欠发达地区予以倾斜，提高资金使用效益。建立结果导向的健康投入机制，开展健康投入绩效监测和评价。充分调动社会组织、企业等的积极性，形成多元筹资格局。鼓励金融等机构创新产品和服务，完善扶持措施。大力发展慈善事业，鼓励社会和个人捐赠与互助。

第二十七章 加强组织领导

完善健康中国建设推进协调机制，统筹协调推进健康中国建设全局性工作，审议重大项目、重大政策、重大工程、重大问题和重要工作安排，加强战略谋划，指导部门、地方开展工作。

各地区各部门要将健康中国建设纳入重要议事日程，健全领导体制和工作机制，将健康中国建设列入经济社会发展规划，将主要健康指标纳入各级党委和政府考核指标，完善考核机制和问责制度，做好相关任务的实施落实工作。注重发挥工会、共青团、妇联、残联等群团组织以及其他社会组织的作用，充分发挥民主党派、工商联和无党派人士作用，最大限度凝聚全社会共识和力量。

16.《关于健康中国行动有关文件的政策解读》

三是防控重大疾病，针对心脑血管疾病、癌症、慢性呼吸系统疾病、糖尿病四类重大慢性病以及传染病和地方病的预防控制，实施5项防治（防控）行动。

17.《国务院关于实施健康中国行动的意见》

（三）防控重大疾病。

11. 实施心脑血管疾病防治行动。心脑血管疾病是我国居民第一位死亡原因。引导居民学习掌握心肺复苏等自救互救知识技能。对高危人群和患者开展生活方式指导。全面落实35岁以上人群首诊测血压制度，加强高血压、高血糖、血脂异常的规范管理。提高院前急救、静脉溶栓、动脉取栓等应急处置能力。到2022年和2030年，心脑血管疾病死亡率分别下降到209.7/10万及以下和190.7/10万及以下。

12. 实施癌症防治行动。癌症严重影响人民健康。倡导积极预防癌症，推进早筛查、早诊断、早治疗，降低癌症发病率和死亡率，提高患者生存质量。有序扩大癌症筛查范围。推广应用常见癌症诊疗规范。提升中西部地区及基层癌症诊疗能力。加强癌症防治科技攻关。加快临床急需药物审评审批。到2022年和2030年，总体癌症5年生存率分别不低于43.3%和46.6%。

13. 实施慢性呼吸系统疾病防治行动。慢性呼吸系统疾病严重影响患者生活质量。引导重点人群早期发现疾病，控制危险因素，预防疾病发生发展。探索高危人群首诊测量肺功能、40岁及以上人群体检检测肺功能。加强慢阻肺患者健康管理，提高基层医疗卫生机构肺功能检查能力。到2022年和2030年，70岁及以下人群慢性呼吸系统疾病死亡率下降到9/10万及以下和8.1/10万及以下。

14. 实施糖尿病防治行动。我国是糖尿病患病率增长最快的国家之一。提示居民关注血糖水平，引导糖尿病前期人群科学降低发病风险，指导糖尿病患者加强健康管理，延迟或预防糖尿病的发生发展。加强对糖尿病患者和高危人群的健康管理，促进基层糖尿病及并发症筛查标准化和诊疗规范化。到2022年和2030年，糖尿病患者规范管理率分别达到60%及以上和70%及以上。

15. 实施传染病及地方病防控行动。传染病和地方病是重大公共卫生问题。引导居民提高自我防范意识，讲究个人卫生，预防疾病。充分认识疫苗对预防疾病的重要作用。倡导高危人群在流感流行季节前接种流感疫苗。加强艾滋病、病毒性肝炎、结核病等重大传染病防控，努力控制和降低传染病流行水平。强化寄生虫病、饮水型燃煤型氟砷中毒、大骨节病、氟骨症等地方病防治，控制和消除重点地方病。到2022年和2030年，以乡（镇、街道）为单位，适龄儿童免疫规划疫苗接种率保持在90%以上。

二、公益慈善篇

1.《中华人民共和国慈善法》

第四条　开展慈善活动，应当遵循合法、自愿、诚信、非营利的原则，不得违背社会公德，不得危害国家安全、损害社会公共利益和他人合法权益。

第十二条　慈善组织应当根据法律法规以及章程的规定，建立健全内部治理结构，明确决策、执行、监督等方面的职责权限，开展慈善活动。

第十四条　慈善组织的发起人、主要捐赠人以及管理人员，不得利用其关联关系损害慈善组织、受益人的利益和社会公共利益。

慈善组织的发起人、主要捐赠人以及管理人员与慈善组织发生交易行为的，不得参与慈善组织有关该交易行为的决策，有关交易情况应当向社会公开。

第二十一条　本法所称慈善募捐，是指慈善组织基于慈善宗旨募集财产的活动。

慈善募捐，包括面向社会公众的公开募捐和面向特定对象的定向募捐。

第三十四条　本法所称慈善捐赠，是指自然人、法人和其他组织基于慈善目的，自愿、无偿赠与财产的活动。

第四十条　捐赠人与慈善组织约定捐赠财产的用途和受益人时，不得指定捐赠人的利害关系人作为受益人。

第四十四条　本法所称慈善信托属于公益信托，是指委托人基于慈善目的，依法将其财产委托给受托人，由受托人按照委托人意愿以受托人名义进行管理和处分，开展慈善活动的行为。

第五十三条 慈善组织对募集的财产，应当登记造册，严格管理，专款专用。

第五十五条 慈善组织开展慈善活动，应当依照法律法规和章程的规定，按照募捐方案或者捐赠协议使用捐赠财产。慈善组织确需变更募捐方案规定的捐赠财产用途的，应当报民政部门备案；确需变更捐赠协议约定的捐赠财产用途的，应当征得捐赠人同意。

第五十六条 慈善组织应当合理设计慈善项目，优化实施流程，降低运行成本，提高慈善财产使用效益。

慈善组织应当建立项目管理制度，对项目实施情况进行跟踪监督。

第五十七条 慈善项目终止后捐赠财产有剩余的，按照募捐方案或者捐赠协议处理；募捐方案未规定或者捐赠协议未约定的，慈善组织应当将剩余财产用于目的相同或者相近的其他慈善项目，并向社会公开。

第五十九条 慈善组织根据需要可以与受益人签订协议，明确双方权利义务，约定慈善财产的用途、数额和使用方式等内容。

受益人应当珍惜慈善资助，按照协议使用慈善财产。受益人未按照协议使用慈善财产或者有其他严重违反协议情形的，慈善组织有权要求其改正；受益人拒不改正的，慈善组织有权解除协议并要求受益人返还财产。

第六十一条 本法所称慈善服务，是指慈善组织和其他组织以及个人基于慈善目的，向社会或者他人提供的志愿无偿服务以及其他非营利服务。

慈善组织开展慈善服务，可以自己提供或者招募志愿者提供，也可以委托有服务专长的其他组织提供。

第六十三条 开展医疗康复、教育培训等慈善服务，需要专门技能的，应当执行国家或者行业组织制定的标准和规程。

慈善组织招募志愿者参与慈善服务，需要专门技能的，应当对志愿者开展相关培训。

第七十二条 慈善组织应当向社会公开组织章程和决策、执行、监督机构成员信息以及国务院民政部门要求公开的其他信息。上述信息有重大变更的，慈善组织应当及时向社会公开。

第七十三条 具有公开募捐资格的慈善组织应当定期向社会公开其募捐情况和慈善项目实施情况。

第七十四条 慈善组织开展定向募捐的，应当及时向捐赠人告知募捐情况、募得款物的管理使用情况。

2.《中华人民共和国民法典》

第八十七条 为公益目的或者其他非营利目的成立，不向出资人、设立人或者会员分配所取得利润的法人，为非营利法人。

非营利法人包括事业单位、社会团体、基金会、社会服务机构等。

第九十二条 具备法人条件，为公益目的以捐助财产设立的基金会、社会服务机构等，经依法登记成立，取得捐助法人资格。

第六百五十八条 赠与人在赠与财产的权利转移之前可以撤销赠与。

经过公证的赠与合同或者依法不得撤销的具有救灾、扶贫、助残等公益、道德义务性质的赠与合同，不适用前款规定。

第六百六十条 经过公证的赠与合同或者依法不得撤销的具有救灾、扶贫、助残等公益、道德义务性质的赠与合同，赠与人不交付赠与财产的，受赠人可以请求交付。

依据前款规定应当交付的赠与财产因赠与人故意或者重大过失致使毁损、灭失的，赠与人应当承担赔偿责任。

3. 《中华人民共和国公益事业捐赠法》

第二条　自然人、法人或者其他组织自愿无偿向依法成立的公益性社会团体和公益性非营利的事业单位捐赠财产，用于公益事业的，适用本法。

第四条　捐赠应当是自愿和无偿的，禁止强行摊派或者变相摊派，不得以捐赠为名从事营利活动。

第五条　捐赠财产的使用应当尊重捐赠人的意愿，符合公益目的，不得将捐赠财产挪作他用。

第七条　公益性社会团体受赠的财产及其增值为社会公共财产，受国家法律保护，任何单位和个人不得侵占、挪用和损毁。

第十条　公益性社会团体和公益性非营利的事业单位可以依照本法接受捐赠。本法所称公益性社会团体是指依法成立的，以发展公益事业为宗旨的基金会、慈善组织等社会团体。本法所称公益性非营利的事业单位是指依法成立的，从事公益事业的不以营利为目的的教育机构、科学研究机构、医疗卫生机构、社会公共文化机构、社会公共体育机构和社会福利机构等。

第三十一条　受赠单位的工作人员，滥用职权，玩忽职守，徇私舞弊，致使捐赠财产造成重大损失的，由所在单位依照有关规定予以处理；构成犯罪的，依法追究刑事责任。

4. 《民办非企业单位登记管理暂行条例》

第二条　本条例所称民办非企业单位，是指企业事业单位、社会团体和其他社会力量以及公民个人利用非国有资产举办的，从事非营利性社会服务活动的社会组织。

第八条　申请登记民办非企业单位，应当具备下列条件：

......

民办非企业单位的名称应当符合国务院民政部门的规定，不得冠以"中国""全国""中华"等字样。

第十三条　民办非企业单位不得设立分支机构。

第二十一条　民办非企业单位的资产来源必须合法，任何单位和个人不得侵占、私分或者挪用民办非企业单位的资产。

民办非企业单位开展章程规定的活动，按照国家有关规定取得的合法收入，必须用于章程规定的业务活动。

民办非企业单位接受捐赠、资助，必须符合章程规定的宗旨和业务范围，必须根据与捐赠人、资助人约定的期限、方式和合法用途使用。民办非企业单位应当向业务主管单位报告接受、使用捐赠、资助的有关情况，并应当将有关情况以适当方式向社会公布。

第二十二条　民办非企业单位必须执行国家规定的财务管理制度，接受财政部门的监督；资产来源属于国家资助或者社会捐赠、资助的，还应当接受审计机关的监督。

民办非企业单位变更法定代表人或者负责人，登记管理机关、业务主管单位应当组织对其进行财务审计。

第二十五条　民办非企业单位有下列情形之一的，由登记管理机关予以警告，责令改正，可以限期停止活动；情节严重的，予以撤销登记；构成犯罪的，依法追究刑事责任：

（一）涂改、出租、出借民办非企业单位登记证书，或者出租、出借民办非企业单位印章的；

（二）超出其章程规定的宗旨和业务范围进行活动的；

（三）拒不接受或者不按照规定接受监督检查的；

（四）不按照规定办理变更登记的；

（五）设立分支机构的；

（六）从事营利性的经营活动的；

（七）侵占、私分、挪用民办非企业单位的资产或者所接受的捐赠、资助的；

（八）违反国家有关规定收取费用、筹集资金或者接受使用捐赠、资助的。

5.《慈善组织认定办法》

第二条　《慈善法》公布前已经设立的基金会、社会团体、社会服务机构等非营利性组织，申请认定为慈善组织，适用本办法。

第四条　基金会、社会团体、社会服务机构申请认定为慈善组织，应当符合下列条件：

（一）申请时具备相应的社会组织法人登记条件；

（二）以开展慈善活动为宗旨，业务范围符合《慈善法》第三条的规定；申请时的上一年度慈善活动的年度支出和管理费用符合国务院民政部门关于慈善组织的规定；

（三）不以营利为目的，收益和营运结余全部用于章程规定的慈善目的；财产及其孳息没有在发起人、捐赠人或者本组织成员中分配；章程中有关于剩余财产转给目的相同或者相近的其他慈善组织的规定；

（四）有健全的财务制度和合理的薪酬制度；

（五）法律、行政法规规定的其他条件。

第十条　认定为慈善组织的基金会、社会团体、社会服务机构，由民政部门换发登记证书，标明慈善组织属性。

慈善组织符合税收法律法规规定条件的，依照税法规定享受税收优惠。

6.《慈善组织保值增值投资活动管理暂行办法》

第三条 慈善组织应当以面向社会开展慈善活动为宗旨，充分、高效运用慈善财产，在确保年度慈善活动支出符合法定要求和捐赠财产及时足额拨付的前提下，可以开展投资活动。

慈善组织开展投资活动应当遵循合法、安全、有效的原则，投资取得的收益应当全部用于慈善目的。

第四条 本办法所称投资活动，主要包括下列情形：

（一）直接购买银行、信托、证券、基金、期货、保险资产管理机构、金融资产投资公司等金融机构发行的资产管理产品；

（二）通过发起设立、并购、参股等方式直接进行股权投资；

（三）将财产委托给受金融监督管理部门监管的机构进行投资。

第十二条 慈善组织应当为投资活动建立专项档案，完整保存投资的决策、执行、管理等资料。专项档案的保存时间不少于20年。

第十九条 未认定为慈善组织的基金会、具有公益性捐赠税前扣除资格的社会团体和社会服务机构开展投资活动应当遵守本办法规定。

7.《慈善组织信息公开办法》

第二条 慈善组织应当依法履行信息公开义务，信息公开应当真实、完整、及时。

慈善组织应当建立信息公开制度，明确信息公开的范围、方式和责任。

慈善组织应当对信息的真实性负责，不得有虚假记载、误导性陈述或者重大遗漏，不得以新闻发布、广告推广等形式代替应当履行的信息公开义务。

第五条 具有公开募捐资格的慈善组织应当公开的基本信息还包括：

（一）按年度公开在本组织领取报酬从高到低排序前五位人员的报酬金额；

（二）本组织出国（境）经费、车辆购置及运行费用、招待费用、差旅费用的标准。

第八条 具有公开募捐资格的慈善组织开展公开募捐活动，应当在公开募捐活动结束后三个月内在统一信息平台公开下列信息：

（一）募得款物情况；

（二）已经使用的募得款物的用途，包括用于慈善项目和其他用途的支出情况；

（三）尚未使用的募得款物的使用计划。

公开募捐周期超过六个月的，至少每三个月公开一次前款第（一）、第（二）项所规定的信息。

第十条 具有公开募捐资格的慈善组织，应当在慈善项目终止后三个月内，在统一信息平台向社会公开慈善项目实施情况，包括：项目名称、项目内容、实施地域、受益人群、来自公开募捐和其他来源的收入、项目的支出情况，项目终止后有剩余财产的还应当公开剩余财产的处理情况。

项目实施周期超过六个月的，至少每三个月公开一次项目实施情况。

第十五条 慈善组织开展定向募捐的，应当及时向捐赠人告知募捐情况、捐赠款物管理使用情况。捐赠人要求将捐赠款物管理使用情况向社会公开的，慈善组织应当向社会公开。

第二十三条 慈善组织有下列情形的，民政部门依据《慈善法》第九十九条的有关规定进行处罚：

（一）未依法履行信息公开义务的；

（二）泄露捐赠人、志愿者、受益人个人隐私以及捐赠人、志愿者、受益人、慈善信托的委托人不同意公开的姓名、名称、住所、通讯方式等信息的。

8.《关于慈善组织开展慈善活动年度支出和管理费用的规定》

第四条 慈善活动支出是指慈善组织基于慈善宗旨，在章程规定的业务范围内开展慈善活动，向受益人捐赠财产或提供无偿服务时发生的下列费用：

（一）直接或委托其他组织资助给受益人的款物；

（二）为提供慈善服务和实施慈善项目发生的人员报酬、志愿者补贴和保险，以及使用房屋、设备、物资发生的相关费用；

为管理慈善项目发生的差旅、物流、交通、会议、培训、审计、评估等费用。

慈善活动支出在"业务活动成本"项目下核算和归集。慈善组织的业务活动成本包括慈善活动支出和其他业务活动成本。

第七条 慈善组织中具有公开募捐资格的基金会年度慈善活动支出不得低于上年总收入的百分之七十；年度管理费用不得高于当年总支出的百分之十。

第十三条 慈善组织签订捐赠协议对单项捐赠财产的慈善活动支出和管理费用有约定的，从其约定，但其年度慈善活动支出和年度管理费用不得违反本规定的要求。

9.《慈善组织公开募捐管理办法》

第十条 开展公开募捐活动，应当依法制定募捐方案。募捐方案包括募捐目的、起止时间和地域、活动负责人姓名和办公地址、接受捐赠方式、银行账户、受益人、募得款物用途、募捐成本、剩余财产的处理等。

第十一条 慈善组织应当在开展公开募捐活动的十日前将募捐方案

报送登记的民政部门备案。材料齐备的，民政部门应当即时受理，对予以备案的向社会公开；对募捐方案内容不齐备的，应当即时告知慈善组织，慈善组织应当在十日内向其登记的民政部门予以补正。

为同一募捐目的开展的公开募捐活动可以合并备案。公开募捐活动进行中，募捐方案的有关事项发生变化的，慈善组织应当在事项发生变化之日起十日内向其登记的民政部门补正并说明理由。

有业务主管单位的慈善组织，还应当同时将募捐方案报送业务主管单位。

开展公开募捐活动，涉及公共安全、公共秩序、消防等事项的，还应当按照其他有关规定履行批准程序。

第十四条 慈善组织开展公开募捐活动应当按照本组织章程载明的宗旨和业务范围，确定明确的募捐目的和捐赠财产使用计划；应当履行必要的内部决策程序；应当使用本组织账户，不得使用个人和其他组织的账户；应当建立公开募捐信息档案，妥善保管、方便查阅。

第十六条 慈善组织通过互联网开展公开募捐活动的，应当在民政部统一或者指定的慈善信息平台发布公开募捐信息，并可以同时在以本慈善组织名义开通的门户网站、官方微博、官方微信、移动客户端等网络平台发布公开募捐信息。

第十九条 慈善组织应当加强对募得捐赠财产的管理，依据法律法规、章程规定和募捐方案使用捐赠财产。确需变更募捐方案规定的捐赠财产用途的，应当召开理事会进行审议，报其登记的民政部门备案，并向社会公开。

第二十条 慈善组织应当依照有关规定定期将公开募捐情况和慈善项目实施情况向社会公开。

10.《民政部关于鼓励实施慈善款物募用分离　充分发挥不同类型慈善组织积极作用的指导意见》

慈善款物募用分离是指在款物募集方面有优势的慈善组织（以下简称资助型组织）负责慈善资源的募集和管理，并以一定方式分配给有服务专长的慈善组织（以下简称服务型组织）运作项目、开展活动，通过筹募与使用的适度分离和不同慈善组织之间的分工协作，提升慈善款物使用效率的一种做法。

三、灵活选择实施募用分离的不同方式

鼓励资助型组织和服务型组织通过以下方式实施募用分离：

（一）协议委托。

（二）公益招投标。

（三）联合劝募。

（四）公益创投。

支持组建联合型组织。鼓励慈善组织在自愿基础上，以地域范围或服务领域为基础建立联合型组织，发挥联合会员、整合资源和协调行动等作用。支持联合型组织根据会员结构特点对相关慈善活动进行通盘筹划，精心设计筹款项目，组织和协助会员开展联合劝募活动，并指导将所募款物按约定分配给会员使用。依托联合型组织开展行业自律，促进慈善事业公开透明。

11.《中华人民共和国境外非政府组织境内活动管理法》

第二条　境外非政府组织在中国境内开展活动适用本法。

本法所称境外非政府组织，是指在境外合法成立的基金会、社会团体、智库机构等非营利、非政府的社会组织。

第六条　国务院公安部门和省级人民政府公安机关，是境外非政府组织在中国境内开展活动的登记管理机关。

国务院有关部门和单位、省级人民政府有关部门和单位，是境外非政府组织在中国境内开展活动的相应业务主管单位。

第九条 境外非政府组织在中国境内开展活动，应当依法登记设立代表机构；未登记设立代表机构需要在中国境内开展临时活动的，应当依法备案。

境外非政府组织未登记设立代表机构、开展临时活动未经备案的，不得在中国境内开展或者变相开展活动，不得委托、资助或者变相委托、资助中国境内任何单位和个人在中国境内开展活动。

第十六条 境外非政府组织未在中国境内设立代表机构，在中国境内开展临时活动的，应当与中国的国家机关、人民团体、事业单位、社会组织（以下称中方合作单位）合作进行。

第十七条 境外非政府组织开展临时活动，中方合作单位应当按照国家规定办理审批手续，并在开展临时活动十五日前向其所在地的登记管理机关备案。

在赈灾、救援等紧急情况下，需要开展临时活动的，备案时间不受前款规定的限制。

第十八条 境外非政府组织代表机构应当以登记的名称，在登记的业务范围和活动地域内开展活动。

12.《基金会管理条例》

第二条 本条例所称基金会，是指利用自然人、法人或者其他组织捐赠的财产，以从事公益事业为目的，按照本条例的规定成立的非营利性法人。

第五条 基金会依照章程从事公益活动，应当遵循公开、透明的原则。

第十条　基金会章程必须明确基金会的公益性质，不得规定使特定自然人、法人或者其他组织受益的内容。

第十三条　境外基金会在中国内地设立代表机构，应当经有关业务主管单位同意后，向登记管理机关提交下列文件：……

第十七条　基金会撤销其分支机构、代表机构的，应当向登记管理机关办理分支机构、代表机构的注销登记。

第二十条　基金会设理事会，理事为5人至25人，理事任期由章程规定，但每届任期不得超过5年。理事任期届满，连选可以连任。

第二十五条　基金会组织募捐、接受捐赠，应当符合章程规定的宗旨和公益活动的业务范围。

第三十条　基金会开展公益资助项目，应当向社会公布所开展的公益资助项目种类以及申请、评审程序。

第四十三条　基金会理事会违反本条例和章程规定决策不当，致使基金会遭受财产损失的，参与决策的理事应当承担相应的赔偿责任。

基金会理事、监事以及专职工作人员私分、侵占、挪用基金会财产的，应当退还非法占用的财产；构成犯罪的，依法追究刑事责任。

13.《关于规范基金会行为的若干规定（试行）》

基金会接受捐赠应当确保公益性。附加对捐赠人构成利益回报条件的赠与和不符合公益性目的的赠与，不应确认为公益捐赠，不得开具捐赠票据。

基金会接受非现金捐赠，应当在实际收到后确认收入并开具捐赠票据。受赠财产未经基金会验收确认，由捐赠人直接转移给受助人或者其他第三方的，不得作为基金会的捐赠收入，不得开具捐赠票据。

项目直接运行费用包括：

1. 支付给项目人员的报酬，包括：工资福利、劳务费、专家费等；

2. 为立项、执行、监督和评估公益项目发生的费用，包括：差旅费、交通费、通讯费、会议费、购买服务费等；

3. 为宣传、推广公益项目发生的费用，包括：广告费、购买服务费等；

4. 因项目需要租赁房屋、购买和维护固定资产的费用，包括：所发生的租赁费、折旧费、修理费、办公费、水电费、邮电费、物业管理费等；

5. 为开展项目需要支付的其他费用。

基金会应当对公益捐赠的使用情况进行全过程监督，确保受赠款物及时足额拨付和使用。

基金会应当严格区分交换交易收入和捐赠收入。通过出售物资、提供服务、授权使用或转让资产包括无形资产等交换交易取得的收入，应当记入商品销售收入、提供服务收入等相关会计科目，不得计入捐赠收入，不得开具公益事业捐赠票据。

基金会不得将本组织的名称，公益项目品牌等其他应当用于公益目的的无形资产用于非公益目的。

基金会应当建立健全内部制度，将所有分支机构、代表机构、专项基金以及各项业务活动纳入统一管理。

基金会应当在内部制度中对下列问题做出规定：

1. 各项工作人员工资福利和行政办公支出的支付标准、列支原则、审批程序，以及占基金会总支出的比例；

2. 开展公益项目所发生的直接运行费用的支付标准、列支原则、审批程序，以及占该项目总支出的比例；

3. 资产管理和处置的原则、风险控制机制、审批程序，以及用于投资的资产占基金会总资产的比例。

14.《关于进一步加强基金会专项基金管理工作的通知》

一、基金会对下设专项基金要严格履行监管职责，督促指导专项基金在本基金会的宗旨和业务范围内开展活动，对下设专项基金的所有活动切实承担起主体责任：

三是全面加强管理。基金会应当建立健全专项基金管理制度，对专项基金的活动实施全过程监管，对专项基金的人员实施严格管理。基金会应当根据专项基金的设立目的，按照捐赠协议的约定管理和使用捐赠财产，专款专用。专项基金列支管理成本时，捐赠协议有约定的，按照其约定；捐赠协议未约定的，除了为实现专项基金公益目的确有必要之外，一般不超过该专项基金年度总支出的10%。专项基金的收支应当全部纳入本基金会账户，不得使用其他单位、组织或个人账户，不得开设独立账户和刻制印章。专项基金不得再设立专项基金。

具有公益性捐赠税前扣除资格的社会团体的专项基金参照本通知执行。

15.《民政部关于基金会等社会组织不得提供公益捐赠回扣有关问题的通知》

一、基金会接受的公益捐赠必须依照有关法律法规的规定用于公益目的。不得在接受的公益捐赠中提取回扣返还捐赠人或帮助筹集捐赠的个人或组织。

一旦发现有提供回扣的情形，将依法严肃处理。

社会团体和民办非企业单位接收公益捐赠，依照以上精神执行。

16.《社会组织评估管理办法》

本办法所称社会组织评估，是指各级人民政府民政部门为依法实施社会组织监督管理职责，促进社会组织健康发展，依照规范的方法和程序，由评估机构根据评估标准，对社会组织进行客观、全面的评估，并作出评估等级结论。

第八条　对社会组织评估，按照组织类型的不同，实行分类评估。

社会团体、基金会实行综合评估，评估内容包括基础条件、内部治理、工作绩效和社会评价。民办非企业单位实行规范化建设评估，评估内容包括基础条件、内部治理、业务活动和诚信建设、社会评价。

第十五条　评估专家组负责对社会组织进行实地考察，并提出初步评估意见。

评估专家组由有关政府部门、研究机构、社会组织、会计师事务所、律师事务所等有关专业人员组成。

第二十六条　社会组织评估结果分为5个等级，由高至低依次为5A级（AAAAA）、4A级（AAAA）、3A级（AAA）、2A级（AA）、1A级（A）。

第三十条　获得评估等级的社会组织有下列情形之一的，由民政部门作出降低评估等级的处理，情节严重的，作出取消评估等级的处理：

（一）评估中提供虚假情况和资料，或者与评估人员串通作弊，致使评估情况失实的；

（二）涂改、伪造、出租、出借评估等级证书，或者伪造、出租、出借评估等级牌匾的；

（三）连续2年年度检查基本合格的；

（四）上年度年度检查不合格或者上年度未参加年度检查的；

（五）受相关政府部门警告、罚款、没收非法所得、限期停止活动等行政处罚的；

（六）其他违反法律法规规定情形的。

17.《民政部直管社会组织重大事项报告管理暂行办法》

第二条 直管社会组织应当按规定向民政部报告本办法所列重大事项，建立相应的工作制度，并指定专人负责报告工作。

第四条 直管社会组织重大事项报告分为报批、报备和即时报告三类。报批事项未经批准，直管社会组织不得擅自开展；报备事项15个工作日内未收到不同意见，直管社会组织可以按计划开展。

第五条 直管社会组织的下列事项，应当履行报批程序：

（一）召开换届会议，社会团体调整负责人，基金会、社会服务机构调整负责人或理事、监事；

（二）举办或承办参与人员200人以上或开支50万元以上的会议、研讨、论坛等活动；

（三）邀请党和国家领导人、部领导参加活动或会议；

（四）开展以军民融合、"一带一路"等国家战略为主题的活动以及民族宗教、公益诉讼等活动；

（五）申办和承办国际或涉港澳台会议、论坛等活动；

（六）与境外组织、人员开展项目合作，接受境外捐赠资助，加入境外非政府组织，邀请境外组织和人员（参照外事部门备案的有关规定）来访或参加活动；

（七）在境外开展业务活动、执行合作项目或设立分支（代表）机构，组织出国（境）开展交流活动或参加会议、论坛、培训等；

（八）其他依法依规应当报批的事项。

第七条 直管社会组织报批第五条第（二）项所列事项，应当提前2个月提交申请，内容主要包括：举办或承办有关活动的必要性、主办单位及承（协）办单位、活动主题和主要内容、举办时间、会期、地点（城市）、活动规模和参加人员范围、是否邀请省部级以上党政领导干部出席、经费预算及来源等。直管社会组织应当于活动结束后1个月内提交活动总结，包括活动基本情况、主要成效、经费筹集及开支情况等。

直管社会组织开展上述活动，应当坚持聚焦主业、目的明确、务实高效的原则，科学进行计划安排。应当厉行节约、反对浪费，严格控制会议数量和规模，规范会议费用管理，根据会议性质和主要内容合理确定参加人员。有关人员比例和会议费开支范围、标准等可参照《中央和国家机关会议费管理办法》。严格控制冠以"中国""中华""全国"等名义召开的会议、论坛等，确需举办的，应当经理事会或常务理事会讨论通过，由直管社会组织发起并承担组织和管理责任。参会人员应当在行业具有代表性。

第八条　直管社会组织报批第五条第（三）项所列事项，拟邀请党和国家领导人的，应当提前4个月提交申请；拟邀请部领导的，应当提前1个月提交申请。申请内容主要包括：活动主题、活动方案（会议议程）、主要参会人员等。直管社会组织不得擅自承诺领导人与会。

第十三条　直管社会组织的下列事项，应当履行报备程序：

（一）年度工作计划和年度工作总结；

（二）开展经批准的评比达标表彰活动；

（三）设立经济实体；

（四）社会团体、社会服务机构接受单笔50万元以上、基金会接受单笔500万元以上的境内捐赠；

（五）设立分支机构、代表机构或专项基金；

（六）其他依法依规应当报备的事项。

第十九条　直管社会组织的下列事项，应当即时报告：

（一）发生安全事故，造成人员伤亡或财产损失的；

（二）产生矛盾、纠纷，导致本组织工作不能正常开展的；

（三）违反法律、法规，受到有关行政机关处罚的；

（四）发生有重大影响的诉讼活动的；

（五）其他应当即时报告的事项。

18.《中央和国家机关会议费管理办法》

第六条　中央和国家机关会议分类如下：

一类会议。是以党中央和国务院名义召开的，要求省、自治区、直辖市、计划单列市或中央部门负责同志参加的会议。

二类会议。是党中央和国务院各部委、各直属机构，最高人民法院，最高人民检察院，各人民团体召开的，要求省、自治区、直辖市、计划单列市有关厅（局）或本系统、直属机构负责同志参加的会议。

三类会议。是党中央和国务院各部委、各直属机构，最高人民法院，最高人民检察院，各人民团体及其所属内设机构召开的，要求省、自治区、直辖市、计划单列市有关厅（局）或本系统机构有关人员参加的会议。

四类会议。是指除上述一、二、三类会议以外的其他业务性会议，包括小型研讨会、座谈会、评审会等。

第九条　各单位应当严格控制会议规模。

一类会议参会人员按照批准文件，根据会议性质和主要内容确定，严格限定会议代表和工作人员数量。

二类会议参会人员不得超过300人，其中，工作人员控制在会议代表人数的15%以内；不请省、自治区、直辖市和中央部门主要负责同志、分管负责同志出席。

三类会议参会人员不得超过150人，其中，工作人员控制在会议代表人数的10%以内。

四类会议参会人员视内容而定，一般不得超过50人。

第十五条 会议费开支实行综合定额控制，各项费用之间可以调剂使用。

会议费综合定额标准如下：

单位：元/人天

会议类别	住宿费	伙食费	其他费用	合　计
一类会议	500	150	110	760
二类会议	400	150	100	650
三、四类会议	340	130	80	550

综合定额标准是会议费开支的上限。各单位应在综合定额标准以内结算报销。

19.《社会组织信用信息管理办法》

第四条 社会组织信用信息的管理应当遵循依法公开、统一管理、分级负责、信息共享、动态更新的原则。

第六条 社会组织信用信息包括基础信息、年报信息、行政检查信息、行政处罚信息和其他信息。

第七条 基础信息是指反映社会组织登记、核准和备案等事项的信息。

年报信息是指社会组织依法履行年度工作报告义务并向社会公开的信息。

行政检查信息是指登记管理机关及政府有关部门对社会组织开展监督检查形成的结论性信息。

行政处罚信息是指社会组织受到的行政处罚种类、处罚结果、违法事实、处罚依据、处罚时间、作出行政处罚的部门等信息。

其他信息是指社会组织评估等级及有效期限、获得的政府有关部门的表彰奖励、承接政府购买服务或者委托事项、公开募捐资格、公益性捐赠税前扣除资格等与社会组织信用有关的信息。

第十一条 登记管理机关应当将有下列情形之一的社会组织列入活动异常名录：

（一）未按照规定时限和要求向登记管理机关报送年度工作报告的；

（二）未按照有关规定设立党组织的；

（三）登记管理机关在抽查和其他监督检查中发现问题，发放整改文书要求限期整改，社会组织未按期完成整改的；

（四）具有公开募捐资格的慈善组织，存在《慈善组织公开募捐管理办法》第二十一条规定情形的；

（五）受到警告或者不满5万元罚款处罚的；

（六）通过登记的住所无法与社会组织取得联系的；

（七）法律、行政法规规定应当列入的其他情形。

登记管理机关在依法履职过程中通过邮寄专用信函向社会组织登记的住所两次邮寄无人签收的，视作通过登记的住所无法与社会组织取得联系。两次邮寄间隔时间不得少于15日，不得超过30日。

20.《关于非营利组织企业所得税免税收入问题的通知》

非营利组织的下列收入为免税收入：

（一）接受其他单位或者个人捐赠的收入；

（二）除《中华人民共和国企业所得税法》第七条规定的财政拨款以外的其他政府补助收入，但不包括因政府购买服务取得的收入；

（三）按照省级以上民政、财政部门规定收取的会费；

（四）不征税收入和免税收入孳生的银行存款利息收入；

（五）财政部、国家税务总局规定的其他收入。

21.《慈善捐赠物资免征进口税收暂行办法》

国务院有关部门、中国红十字会总会、中华全国妇女联合会、中国残疾人联合会、中华慈善总会、中国初级卫生保健基金会、中国宋庆龄基金会、中国癌症基金会作为受赠人接受捐赠物资的，由受赠人统一向北京海关办理进口捐赠物资的减免税手续。

受赠人属于经民政部或省级民政部门登记注册且被评定为5A级的以人道救助和发展慈善事业为宗旨的社会团体或基金会的，还应当提交由民政部或省级民政部门出具的证明该社会团体或基金会符合《暂行办法》规定的受赠人条件的文件（正本），以及5A级社会团体或基金会证书（正本及复印件）；

进口捐赠物资的减免税手续纳入海关减免税管理系统管理。进口捐赠物资的征免性质为：慈善捐赠（代码：802）；对应的监管方式为：捐赠物资（代码：3612）。

22.《关于公益性捐赠税前扣除有关事项的公告》

一、企业或个人通过公益性社会组织、县级以上人民政府及其部门等国家机关，用于符合法律规定的公益慈善事业捐赠支出，准予按税法规定在计算应纳税所得额时扣除。

二、本公告第一条所称公益慈善事业，应当符合《中华人民共和国公益事业捐赠法》第三条对公益事业范围的规定或者《中华人民共和国慈善法》第三条对慈善活动范围的规定。

四、在民政部门依法登记的慈善组织和其他社会组织（以下统称社会组织），取得公益性捐赠税前扣除资格应当同时符合以下规定：

……

（五）具有非营利组织免税资格，且免税资格在有效期内。

（六）前两年度未受到登记管理机关行政处罚（警告除外）。

（八）社会组织评估等级为3A以上（含3A）且该评估结果在确认公益性捐赠税前扣除资格时仍在有效期内。

六、公益性捐赠税前扣除资格在全国范围内有效，有效期为三年。

八、公益性社会组织存在以下情形之一的，应当取消其公益性捐赠税前扣除资格，且取消资格的当年及之后三个年度内不得重新确认资格：

（一）违反规定接受捐赠的，包括附加对捐赠人构成利益回报的条件、以捐赠为名从事营利性活动、利用慈善捐赠宣传烟草制品或法律禁止宣传的产品和事项、接受不符合公益目的或违背社会公德的捐赠等情形；

（二）开展违反组织章程的活动，或者接受的捐赠款项用于组织章程规定用途之外的；

（三）在确定捐赠财产的用途和受益人时，指定特定受益人，且该受益人与捐赠人或公益性社会组织管理人员存在明显利益关系的。

接受的非货币性资产捐赠，以其公允价值确认捐赠额。捐赠方在向公益性社会组织、县级以上人民政府及其部门等国家机关捐赠时，应当提供注明捐赠非货币性资产公允价值的证明；不能提供证明的，接受捐赠方不得向其开具捐赠票据。

23.《关于公益性捐赠支出企业所得税税前结转扣除有关政策的通知》

一、企业通过公益性社会组织或者县级（含县级）以上人民政府及其组成部门和直属机构，用于慈善活动、公益事业的捐赠支出，在年度利润总额12%以内的部分，准予在计算应纳税所得额时扣除；超过年度利润总额12%的部分，准予结转以后三年内在计算应纳税所得额时扣除。

本条所称公益性社会组织，应当依法取得公益性捐赠税前扣除资格。

24.《关于公益股权捐赠企业所得税政策问题的通知》

一、企业向公益性社会团体实施的股权捐赠，应按规定视同转让股权，股权转让收入额以企业所捐赠股权取得时的历史成本确定。

前款所称的股权，是指企业持有的其他企业的股权、上市公司股票等。

二、企业实施股权捐赠后，以其股权历史成本为依据确定捐赠额，并依此按照企业所得税法有关规定在所得税前予以扣除。公益性社会团体接受股权捐赠后，应按照捐赠企业提供的股权历史成本开具捐赠票据。

三、本通知所称公益性社会团体，是指注册在中华人民共和国境内，以发展公益事业为宗旨、且不以营利为目的，并经确定为具有接受捐赠税前扣除资格的基金会、慈善组织等公益性社会团体。

四、本通知所称股权捐赠行为，是指企业向中华人民共和国境内公益性社会团体实施的股权捐赠行为。企业向中华人民共和国境外的社会组织或团体实施的股权捐赠行为不适用本通知规定。

25.《公益事业捐赠票据使用管理暂行办法》

第二条 本办法所称的公益事业捐赠票据（以下简称捐赠票据），是指各级人民政府及其部门、公益性事业单位、公益性社会团体及其他公益性组织（以下简称公益性单位）按照自愿、无偿原则，依法接受并用于公益事业的捐赠财物时，向提供捐赠的自然人、法人和其他组织开具的凭证。

第八条　下列行为，不得使用捐赠票据：

（一）集资、摊派、筹资、赞助等行为；

（二）以捐赠名义接受财物并与出资人利益相关的行为；

（三）以捐赠名义从事营利活动的行为；

（四）收取除捐赠以外的政府非税收入、医疗服务收入、会费收入、资金往来款项等应使用其他相应财政票据的行为；

（五）按照税收制度规定应使用税务发票的行为；

（六）财政部门认定的其他行为。

第二十一条　公益性单位应当建立捐赠票据管理制度，设置管理台账，由专人负责捐赠票据的领购、使用登记与保管，并按规定向同级财政部门报送捐赠票据的领购、使用、作废、结存以及接受捐赠和捐赠收入使用情况。

第二十四条　公益性单位应当妥善保管已开具的捐赠票据存根，票据存根保存期限一般为5年。

26.《关于加强和完善基金会注册会计师审计制度的通知》

一、审计的类别与形式

基金会应当聘用会计师事务所对本单位的财务会计报告及相关信息进行审计，并依法披露财务会计报告和审计报告，接受社会公众的监督。登记管理机关为履行监管职责，也可以直接委托会计师事务所对基金会进行审计。

（一）年度审计。

（二）离任和换届审计。

（三）专项审计。

基金会开展以下活动的，应当实施专项审计，在活动结束后向登记管理机关报送经注册会计师审计的专项审计报告，并按照登记管理机关的要求向社会公布。

1. 符合以下条件之一的重大公益项目：

（1）当年该项目的捐赠收入占基金会当年捐赠总收入的1/5以上且金额超过人民币50万元的；

（2）当年该项目的支出占基金会当年总支出的1/5以上且金额超过人民币50万元的；

（3）持续时间超过3年的。

2. 因参与处理自然灾害等突发事件需要开展的募捐活动。

3. 登记管理机关要求进行专项审计的其他活动。

三、会计师事务所选聘范围和方式

（一）选聘范围。

对在民政部登记的基金会实施审计的会计师事务所，应当进入中国注册会计师协会公布的上一年度全国会计师事务所综合评价前100名；或具备三年以上（含三年）从事基金会或其他非营利组织审计工作经验，且注册会计师人数在15人以上，上一年度审计业务收入在600万元以上。

对在省级及以下民政部门登记的基金会实施审计的会计师事务所，应当进入全国会计师事务所综合评价前100名；或具备三年以上（含三年）从事基金会或其他非营利组织审计工作经验，且注册会计师人数在10人以上，上一年度审计业务收入在300万元以上。

（二）选聘方式。

基金会及其登记管理机关可以从上述范围内自行选聘会计师事务所；其中，使用财政资金聘请会计师事务所的，应当按照政府采购制度有关规定选聘会计师事务所。

四、相关要求

（五）本通知适用于在民政部门登记注册的基金会、境外基金会代表机构和其他具有公益性捐赠税前扣除资格的公益性社会团体。